Dr. Gabriele von der Weiden

Schilddrüse :
Das unterschätzte Organ

Dr. Gabriele von der Weiden

Schilddrüse: Das unterschätzte Organ

Von Müdigkeit bis Herzrasen: Wie die Schilddrüse Ihren Stoffwechsel steuert

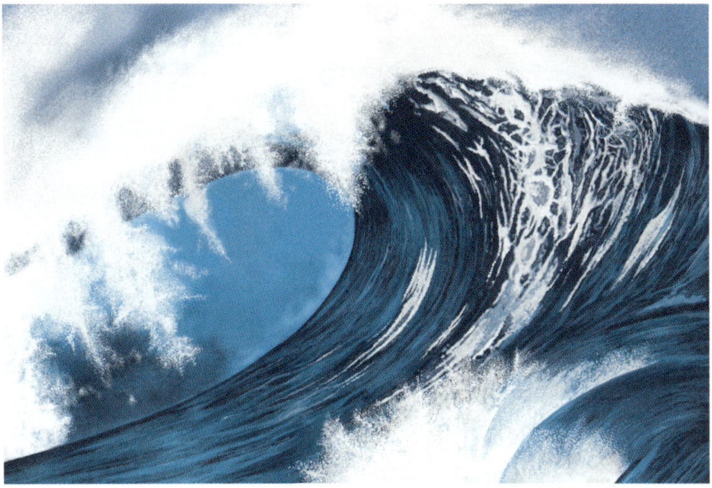

TRIAS

Bibliografische Information der Deutschen Bibliothek
Die Deutsche Bibliothek verzeichnet diese Publikation in der Deutschen Nationalbibliografie; detaillierte bibliografische Daten sind im Internet über http://dnb.ddb.de abrufbar

Programmplanung: Dr. Dierk Suhr
Lektorat: Beatrice Wagner
Co-Lektorat: Caroline Anders
Fotos: siehe Anhang
Titelbild: Thieme Verlagsgruppe

Umschlaggestaltung: CYCLUS - Visuelle Kommunikation, Stuttgart
Satz und Umsetzung: DM | DE DATA MODA digital engeneering, Frankfurt/M
Druck und Verarbeitung: Westermann Druck Zwickau GmbH

ISBN 3-8304-3143-0 1 2 3 4 5

Vorwort

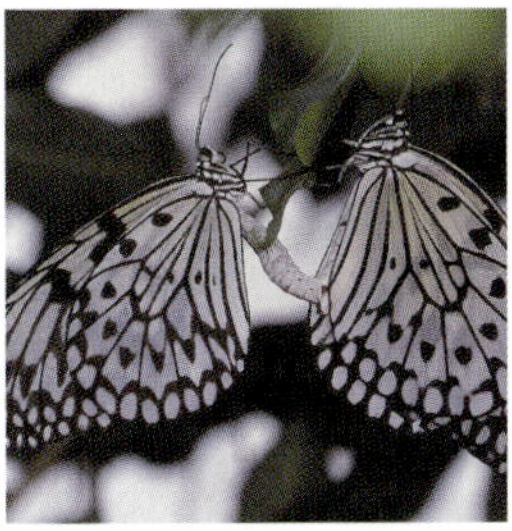

Die Schilddrüse - eine kleine Drüse mit großen Wirkungen

Schilddrüsenhormone können im Prinzip an allen Körperzellen andocken, überall steuern sie die Geschwindigkeit der ablaufenden Funktionen. Deshalb entstehen sehr unterschiedliche Symptome, wenn die Schilddrüse mangelhaft arbeitet.

17 Ein paar Worte zur Funktionsweise der Schilddrüse

19 Platzmangel - wenn die Schilddrüse vergrößert ist

19 Kleine Hormonlehre

21 Deutschland - ein Jodmangelgebiet

22 Wie kann man die Jodzufuhr verbessern?

23 Weitere Funktionen von Jod

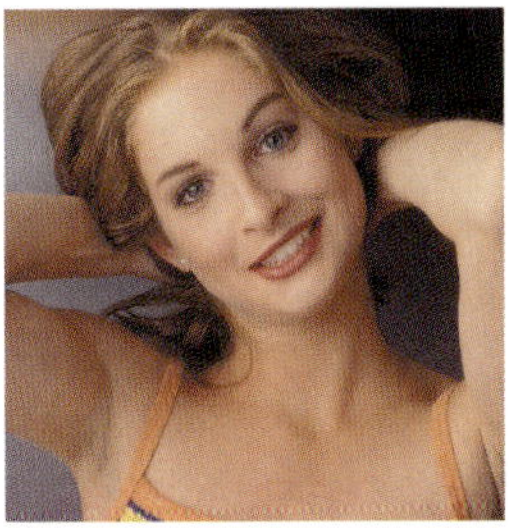

Das Erkennen von Schilddrüsenerkrankungen

Eine Schilddrüsenerkrankung muss immer vermutet werden, wenn sich plötzlich der Allgemeinzustand grundlegend ändert. Von außen kann man jedoch selten etwas sehen.

26 Ärztliches Gespräch zur Krankenvorgeschichte - Anamnese

27 Körperliche Untersuchung

27 Blutuntersuchungen

27 Der basale TSH-Wert
28 Die Schilddrüsenhormone T_4 und T_3
28 Die Werte TSH, fT_3 (T_3), fT_4 (T_4)
28 TRH-Test
29 Schilddrüsenantikörper
29 Thyreoglobulin
30 Kalzitonin (Calcitonin)

30 Ultraschall (Sonographie)

30 Farbkodierte Dopplersonographie

31 Szintigraphie

31 Suppressionsszintigramm

32 Die Feinnadelpunktion

32 Röntgen und Tomographie der Halsregion

33 *Schnell informiert: Wie erkennt man Schilddrüsenerkrankungen?*

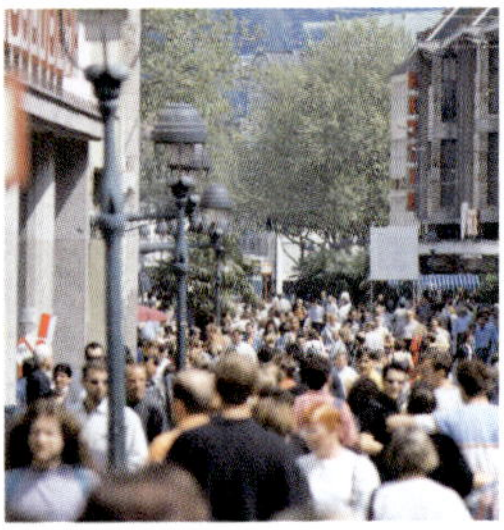

Alle Schilddrüsenerkrankungen von Adenom bis Zyste

Es gibt vielfältige Krankheiten der Schilddrüse. Eine Übersicht über alle Erkrankungen, auch über die seltenen, finden Sie hier.

36 Der Kropf (Struma)
37 Wieso entsteht ein Kropf?
38 Symptome der Struma
38 Untersuchungen zur Diagnosestellung

38 Therapie des Jodmangelkropfes mit Jod
39 Behandlung des Kropfes mit Schilddrüsenhormonen
40 Die kombinierte Behandlung mit Jod und Schilddrüsenhormonen

40 Wann ist Jod zur Kropfbehandlung nicht sinnvoll?
40 Kropfoperation
41 Alternative zur Operation
41 Kropfbehandlung in Fällen, bei denen Jodmangel nicht die Krankheitsursache ist

41 Die Hypothyreose oder Unterfunktion der Schilddrüse
42 Ursachen der Unterfunktion
42 Symptome der Unterfunktion
43 Diagnose der Unterfunktion
43 Behandlung der Unterfunktion

44 Der kalte Knoten

45 Die Hyperthyreose oder Überfunktion der Schilddrüse
45 Ursachen der Überfunktion
45 Symptome der Überfunktion
46 Die latente Überfunktion

46 Der heiße Knoten
47 Diagnose heißer Knoten
47 Disseminierte Autonomie
48 Behandlung der Überfunktion bei heißen Knoten und der disseminierten Autonomie
48 Radiojodtherapie oder Operation bei Überfunktion?

49 Morbus Basedow - autoimmunbedingte Überfunktion
49 Augenbeschwerden bei der Basedowkrankheit
50 Mit Morbus Basedow kombinierte Autoimmunerkrankungen
51 Diagnose des Morbus Basedow
51 Die Behandlung der Überfunktion beim Basedow
52 Behandlung der Augen bei endokriner Orbitopathie
52 Regeln für den Basedowpatienten

53 Zysten

53 Schilddrüsenentzündung - Thyreoiditis

54 Schilddrüsenentzündung durch Krankheitserreger
54 Diagnose der Thyreoiditis

54 Behandlung der Thyreoiditis

55 Chronische Schilddrüsenentzündung - Hashimoto-Thyreoiditis
55 Ursachen der Hashimoto-Thyreoiditis
55 Krankheitsverlauf und Symptome bei Hashimoto-Thyreoiditis
57 Diagnose der Hashimoto-Thyreoiditis
57 Therapie der Hashimoto-Thyreoiditis
58 Partnererkrankungen bei einer Hashimoto-Thyreoiditis

59 Schilddrüsenentzündung nach der Schwangerschaft

60 Riedel-Kropf

60 Schilddrüsenentzündung nach der Radiojod- oder Strahlenbehandlung

60 Lebensbedrohliche Zustände bei Über- und Unterfunktionen

61 Tumoren
62 Warnzeichen für Schilddrüsenkrebs
63 Ursachen von Schilddrüsenkrebs
64 Diagnose von Schilddrüsenkrebs
65 Behandlung von Schilddrüsentumoren
65 Therapie bei papillären und follikulären Karzinomen
66 Therapie des anaplastischen Karzinoms
66 Therapie des C-Zell-Karzinoms

67 Nachsorge nach der Krebsoperation

68 *Schnell informiert: „Erkrankungen der Schilddrüse“*

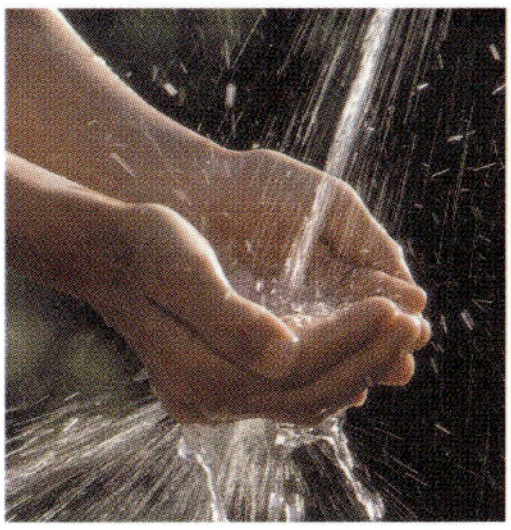

Klassiker und Alternativen der Schilddrüsentherapien

Viele Erkrankungen der Schilddrüse können mit Medikamenten behandelt werden. Andere müssen operiert werden, mitunter kann die Radiojodtherapie eine Alternative sein.

72 **Schilddrüsenhormontabletten**
73 Wann werden Hormontabletten verordnet?

73 **Jodtabletten**

74 **Kombination aus Jod und Thyroxin**

74 **Thyreostatika**
74 Nebenwirkungen von Thyreostatika
75 Zur Einnahmedauer von Thyreostatika

75 **Kombination von Schilddrüsenhormonen und Thyreostatika**

76 **Begleitmedikation**

76 **Die Operation**
77 Typische Komplikationen bei einer Schilddrüsenoperation
78 Ein schöner Hals nach der OP

78 **Radiojodbehandlung - wenn Strahlen von innen heilen**
79 Quarantäne
79 Der Therapieerfolg
79 Risiken der Radiojodbehandlung

80 **Alkoholverödung**

80 **Perkutane Bestrahlung**

80 **Chemotherapie**

81 *Schnell informiert: Wie werden Schilddrüsenerkrankungen behandelt?*

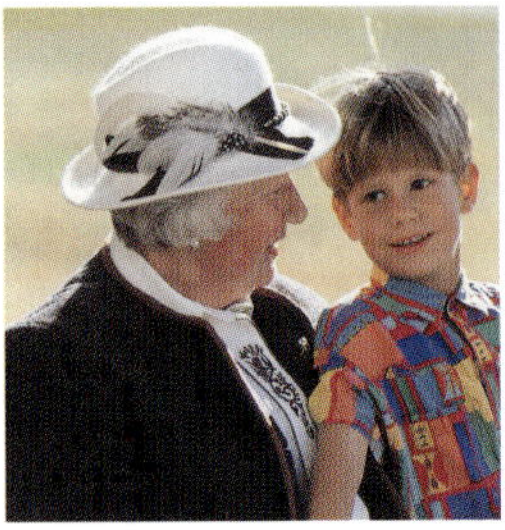

Die Schilddrüse in der Schwangerschaft, in der Kindheit und im höheren Alter

In der Wachstumsphase und in der Schwangerschaft ist der Jodbedarf höher als zu anderen Zeiten. Deshalb bildet sich in diesen Lebensaltern und -situationen besonders häufig ein Jodmangelkropf.

84 Schwangerschaft und Jodsubstitution
85 Gefahren eines Jodmangels für Mutter und Ungeborenes
85 Behandlung einer werdenden Mutter mit Schilddrüsenhormonen

86 Schwangerschaft bei einer Hashimoto-Erkrankung

86 Überfunktion in der Schwangerschaft
86 Schwanger trotz Basedowerkrankung

87 Kindliche Entwicklung und die Schilddrüsenfunktion

87 Der Kropf bei Kindern

88 Die Unterfunktion bei Kindern

88 Die Überfunktion bei Kindern

88 Untersuchungen und Behandlung bei Kindern

89 Der Kropf bei älteren Menschen

90 Die Überfunktion bei älteren Menschen

90 Die Unterfunktion bei älteren Menschen

90 *Schnell informiert: Die Schilddrüse in besonderen Lebensabschnitten*

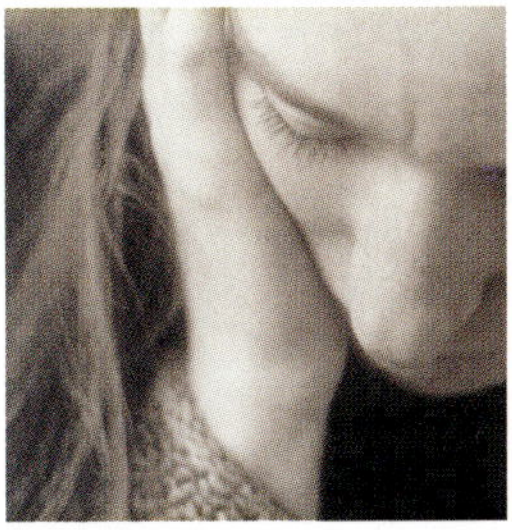

Servicebereich

Jetzt wissen Sie (fast) alles über die Schilddrüse, haben aber trotzdem noch einige praktische Fragen? Hier finden Sie die Antworten.

94 Sprechstunde Dr. Günter Gerhardt

102 Selbsttest: Ist meine Schilddrüse krank?

104 Über- oder Unterfunktion? Eine Gegenüberstellung

104 Täglicher Jodbedarf in verschiedenen Lebensaltern

104 Jod in Lebensmitteln - eine Auswahl

107 Urintest auf Jod

107 Wundbehandlungsmittel, Desinfektionsmittel und andere jodhaltige Präparate

108 „Kropfgemüse" und andere kropffördernde Substanzen

108 Gefahr für die Schilddrüse bei Reaktorunfällen

109 Welcher Arzt untersucht die Schilddrüse?

110 Radiojodzentren in Deutschland

112 Radiojodtherapie im Ausland

112 Normwerte für Blutuntersuchungen

114 Weiterführende Informationen
114 Links
114 Hilfreiche Adressen
115 Bücher über die Schilddrüse für Laien

116 Kleines Schilddrüsenlexikon

126 Fotos

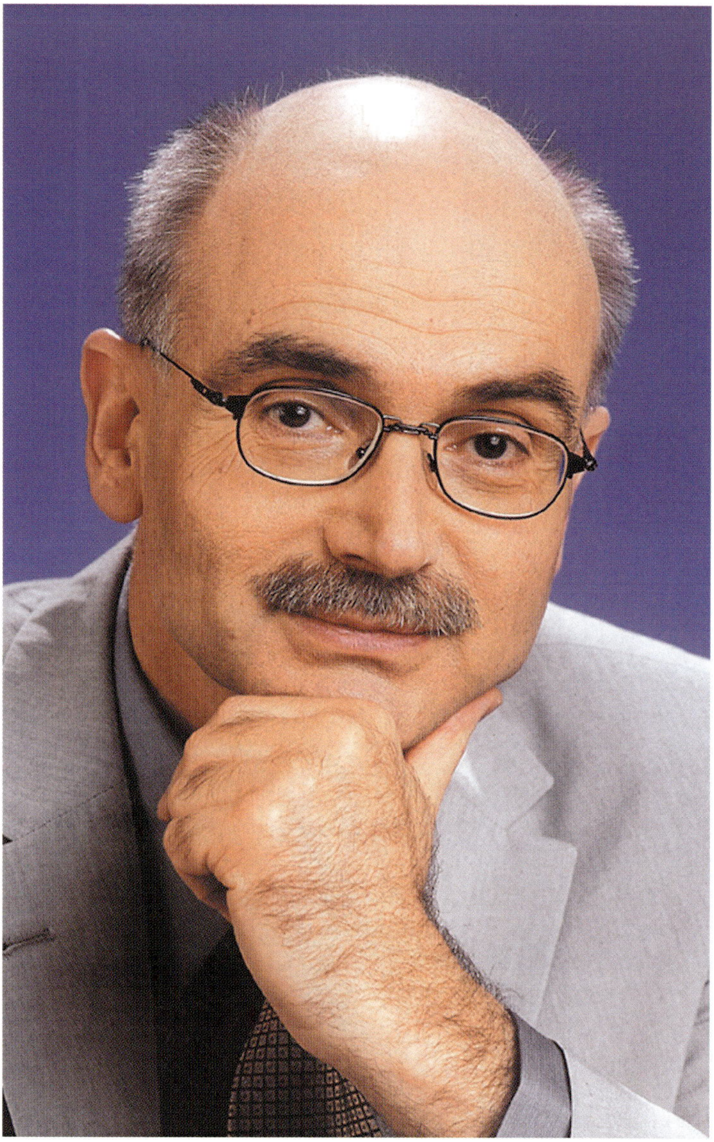

San.-Rat Dr. Günter Gerhardt

Liebe Leserinnen und Leser,

Schilddrüsenerkrankungen zeigen sich in vielen Gestalten: Sei es eine unerklärliche Gewichtsabnahme oder -zunahme, sei es plötzliches starkes Schwitzen oder trockene kühle Haut, sei es eine „Frühjahrsmüdigkeit", die auch im Sommer und Winter auftritt, oder Angst, Unruhe, Nervosität. Die Schilddrüse ist nämlich ein übergeordnetes Organ. Die Hormone, die sie bildet, wirken auf die Stoffwechselvorgänge im gesamten Organismus. Sie können in fast alle Körperzellen eindringen, in Knochenzellen genauso wie in Nerven-, Muskel- oder Organzellen. Überall steuern sie die Geschwindigkeit der ablaufenden Funktionen. Deshalb entstehen so viele unterschiedliche Symptome, wenn die Schilddrüse mangelhaft arbeitet.
Die Möglichkeiten, eine fehlerhaft arbeitende Schilddrüse zu therapieren, sind übrigens sehr gut erforscht.
Damit Sie die Anzeichen für eine Schilddrüsenerkrankung rechtzeitig erkennen und sich entsprechend behandeln lassen, lege ich Ihnen diesen Ratgeber ans Herz.
In diesem Sinne, machen Sie's gut und bleiben Sie mir gesund!

Ihr Dr. Günter Gerhardt

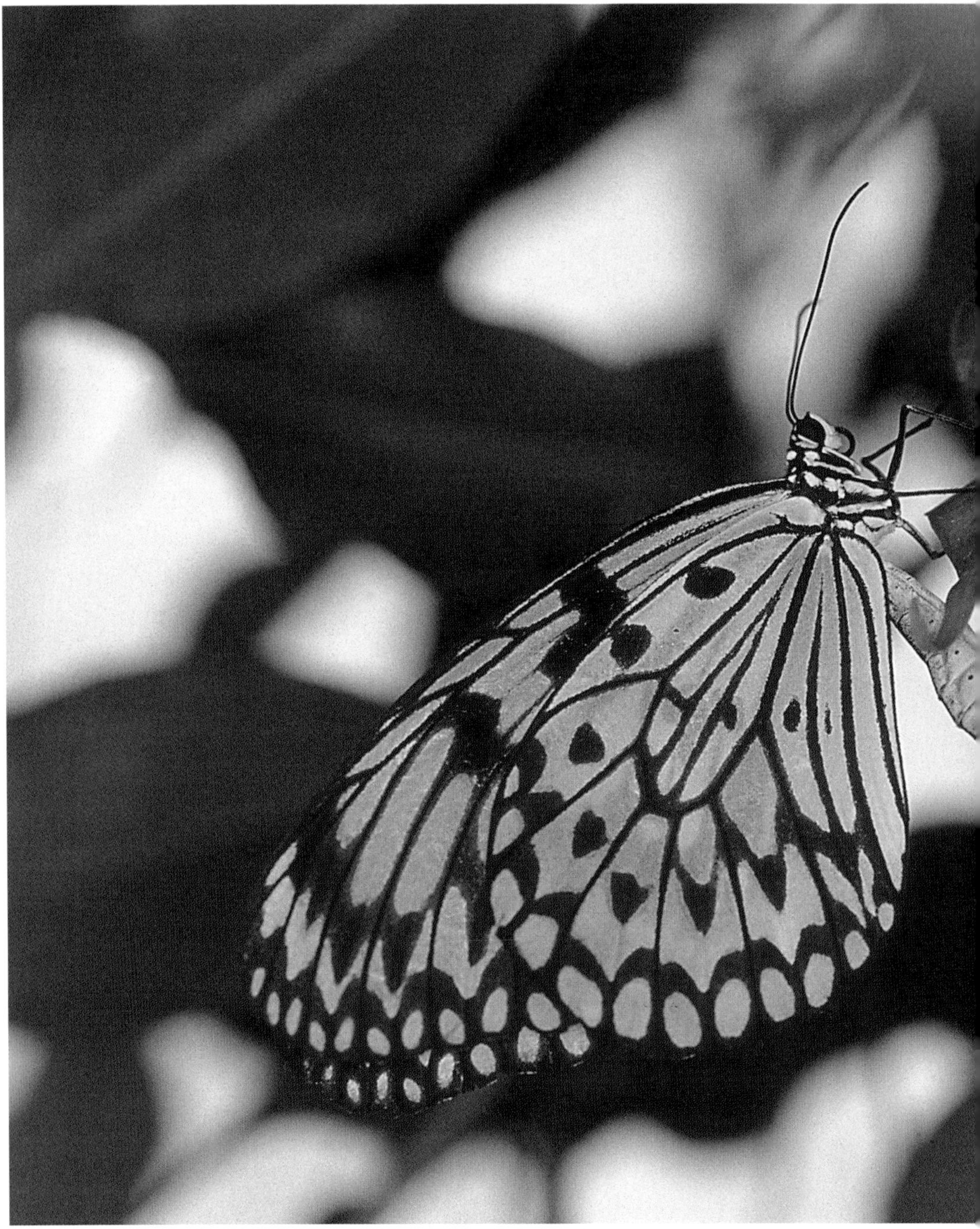

Die Schilddrüse - eine kleine Drüse mit großen Wirkungen

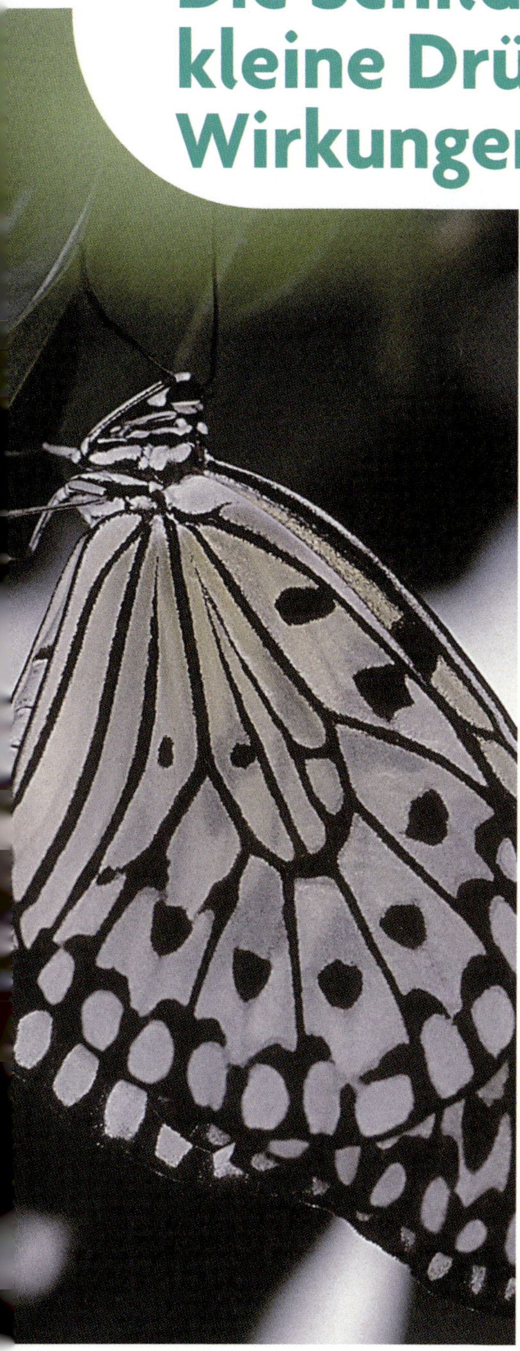

Sie fühlen sich müde und schlapp? Leiden unter unerklärlichen Schweißausbrüchen? Oder unter Schluckbeschwerden, schlechter Laune, Nervosität, Luftnot, Gewichtsschwankungen? Mit all diesen Symptomen kann die Schilddrüse (lateinisch: Glandula thyreoidea) etwas zu tun haben. Diese ist eine kleine Drüse, die in Form und Größe ähnlich eines Schmetterlings unterhalb des Kehlkopfes vor der Luftröhre sitzt. Sie produziert Schilddrüsenhormone, welche Einfluss auf so gut wie alle Stoffwechselvorgänge im Körper haben. Schilddrüsenhormone können in fast alle Körperzellen eindringen, in Knochenzellen genauso wie in Nerven-, Muskel oder Organzellen. Überall steuern sie die Geschwindigkeit der ablaufenden Funktionen. Deshalb entstehen so viele unterschiedliche Symptome, wenn die Schilddrüse mangelhaft arbeitet.

Die Hauptursache für das übliche Auftreten von Schilddrüsenkrankheiten ist der Mangel an Jod. Wird dieses Element über die Nahrung zu wenig zugeführt, versucht der Körper auf allen Wegen, sich auf das Defizit einzustellen. Beispielsweise wird die Schilddrüse versuchen, durch Gewebezunahme gegenzusteuern. So kann es zur Vergrößerung und zu knotigen Veränderungen in der Schilddrüse kommen. Ein solcher Kropf (oder Struma) kann im

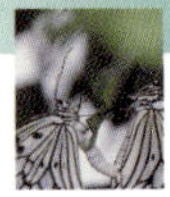

Übrigen auch nach innen wachsen und ist dann von außen nicht sichtbar. Wird ein Kropf nicht behandelt, indem man dem Körper z.B. vermehrt Jod gibt, können sich „Geschwulste“ oder „Knoten“ bilden. Ein „heißer Knoten“ liegt vor, wenn die dort liegenden Zellen quasi Akkord arbeiten. Von einem „kalten Knoten“ spricht man, wenn dieser Bereich stillgelegt wurde, und dort keine Hormonbildung mehr stattfindet.

Seit über 100 Jahren sind die Grundzüge einer Therapie bei Jodmangelerkrankungen bekannt. Doch häufig werden Schilddrüsenerkrankungen gar nicht als solche erkannt, denn die Symptome entwickeln sich so schleichend, dass selbst der Arzt sie übersehen kann. Hinzu kommt, dass die Schilddrüsenhormone im Blutspiegel meist lange Zeit Normalwerte haben. Dabei könnte eine Schilddrüsenüber- oder -unterfunktion schon frühzeitig diagnostiziert werden, wenn ein TSH-Bluttest durchgeführt wird. Eine ergänzende Ultraschalluntersuchung offenbart, ob die Schilddrüse vergrößert und knotig verändert ist.

INFO

Mehr zum Thema „Untersuchung der Schilddrüse“ finden Sie in Kapitel 2

Schätzungsweise jeder Zweite hat in Deutschland eine vergrößerte Schilddrüse, aber nur bei jedem vierten Betroffenen wird die Erkrankung erkannt und behandelt. Dies brachte eine Reihenuntersuchung in deutschen Betrieben ans Tageslicht. Erwartungsgemäß leiden ältere Menschen häufiger unter einer Schilddrüsenerkrankung. So zeigte sich bei fast jeder zweiten Frau über 45 Jahren eine krankhafte Veränderung der Schilddrüse, die im Übrigen schon jetzt Beschwerden verursacht und wahrscheinlich in absehbarer Zeit operiert werden muss, sofern nicht mit einer Schilddrüsentherapie begonnen wird.
Schon heute ist die operative Entfernung eines Knotens oder der kompletten Schilddrüse die dritthäufigste Operation, die hierzulande durchgeführt wird. Die Betroffenen müssen dann zeitlebens häufig die von der Schilddrüse gebildeten Hormone in Tablettenform einnehmen.

Jeder dritte Erwachsene hat Veränderungen an der Schilddrüse

Die Ergebnisse der bisher größten Ultraschall-Reihenuntersuchungs-Aktion in Deutschland, die von der Schilddrüsen-Initiative „Papillon" durchgeführt wurde, ließ die Mediziner aufhorchen. Insgesamt fast 100000 Mitarbeiter deutscher Betriebe wie ZDF, Opel, Lufthansa, Ford, Porsche, Siemens, Daimler-Chrysler sowie anderer Institutionen (verschiedene Krankenhäuser und Universitäten) wurden per Ultraschall an der Schilddrüse untersucht. Aufgrund der Ergebnisse muss mindestens jeder dritte Erwachsene davon ausgehen, dass seine Schilddrüse vergrößert ist und/oder Knoten aufweist.

Ein paar Worte zur Funktionsweise der Schilddrüse

Mit der Form eines Schmetterlings vergleichbar, besitzt die Schilddrüse zwei „Flügel", die in der Mitte durch einen Steg (Isthmus) verbunden sind. Anstelle der Schmetterlingsfühler befindet sich an der Schilddrüse ein schlanker, leicht pyramidenförmiger Lappen

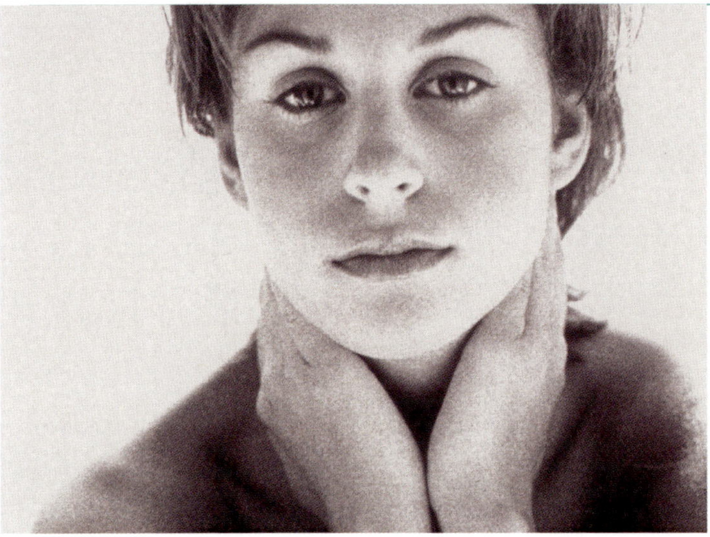

Abb.1

Form der Schilddrüse ähnelt einem Schmetterling

(Lobus psyramidalis), der nach oben wächst. An der Rückseite der Schilddrüse sitzen an den vier Eckpunkten der beiden „Flügel" vier erbsengroße Nebenschilddrüsen. Diese sind eine Art Untermieter, die mit der Schilddrüse nichts zu tun haben.

Nebenschilddrüsen

Die Nebenschilddrüsen bilden das Parathormon, welches dafür sorgt, dass der Kalzium-spiegel im Blut stets konstant bleibt.

Schwer zu tragen hat der Mensch an seiner Schilddrüse nicht: Gerade einmal zwei Gramm wiegt diese bei seiner Geburt. In der Pubertät vergrößert sie sich dann auf bis zu 18 Gramm Gewicht bei der Frau und auf bis zu 25 Gramm Gewicht beim Mann.
Von den Halsschlagadern reicht ein weit verzweigtes Arteriensystem in die Schilddrüse. Den Abtransport des Blutes in die Halsvenen übernimmt ein Venensystem. Kaum ein anderes Organ ist so stark durchblutet: Durch die Schilddrüse fließt vier- bis fünfmal mehr Blut als durch die Nieren und hundertmal mehr als durch die Skelett-muskulatur. Der Grund: Im Blut befindet sich das Jod, mit dem die „Fabrik" Schilddrüse die Hormone produziert. Die Schilddrüse muss also das Jod aus dem Blut filtern, das die hormonproduzierenden Zellen für ihre Arbeit brauchen. Viele hormonproduzierende Zellen

Abb.2

Schematische Darstellung des Jodkreislaufs.

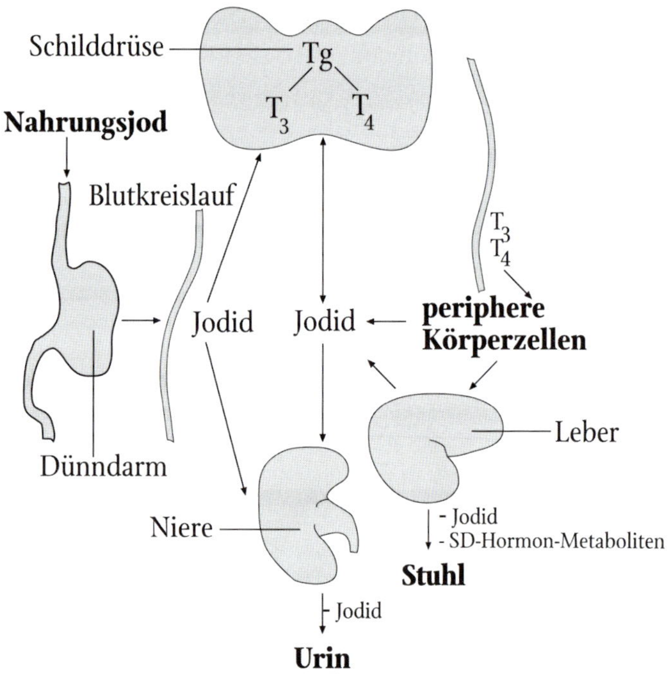

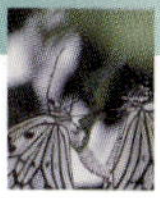

bilden jeweils ein kleines Bläschen, in dem ein Hormondepot angelegt werden kann. Das Hormon, das im ganzen Körper die lebenswichtigen Funktionen sicherstellt, heißt Trijodthyrosin (tri = drei), kurz T_3 genannt. Das Tetrajodthyrosin (tetra = vier), kurz Thyroxin oder T_4 genannt, ist das Vorratshormon.

Platzmangel - wenn die Schilddrüse vergrößert ist

Zu sehen ist die gesunde Schilddrüse normalerweise von außen nicht. Sie ist höchstens bei sehr schlanken Hälsen erkennbar. Beim Schlucken bewegt sie sich, da sie mit dem Kehlkopf verbunden ist. Sobald sie allerdings krankhaft vergrößert ist, kann sie von außen in Form eines Kropfes sichtbar werden. Wenn sie nach hinten wächst, kann sie die Luft- und Speiseröhre leicht verlagern und einengen. Wächst das Schilddrüsengewebe verstärkt zur Seite hinaus, kann sie auf die großen Halsvenen drücken und zu einer Durchflussstörung führen. So nimmt die ansonsten unscheinbare Drüse allein durch mechanische Verdrängung Einfluss auf Atmung und Blutkreislauf.

Kleine Hormonlehre

Die Schilddrüse ist nicht Herrin über den Hormonstoffwechsel, sondern lediglich die Fabrik, welche die Arbeit erledigt. Ihr vorgesetzt sind das Zwischenhirn (Hypothalamus) und die Hirnanhangdrüse (Hypophyse). Beide managen die komplexen Regelkreise, durch die die Menge an Schilddrüsenhormonen im Blutkreislauf kontrolliert wird. Fehlt es an T_3- und T_4-Hormonen im Blut, wird dies zuerst von der übergeordneten Hirnanhangdrüse bemerkt, welche daraufhin die Schilddrüse durch ihr eigenes Hormon dazu stimuliert, mehr Schilddrüsenhormone freizugeben. Die Hirnanhangdrüse erreicht dies durch das Hormon Thyreotropin, das auch TSH (Thyreoida stimulierendes Hormon) genannt wird und unter diesem Namen in Laborbefunden wiederzufinden ist.

Das Zwischenhirn führt wiederum Aufsicht über die Hirnanhangdrüse und über die Schilddrüse, indem es mit dem Hormon TRH die Hypophyse zur Arbeit motiviert. So ist auch die Bestimmung der Hormone TSH und - in Einzelfällen - TRH bei der Diagnose wichtig.
Die Schilddrüsenhormone, deren ausreichende Bildung damit sichergestellt werden soll, wirken auf alle Körperzellen. Muskulatur, Knochen, Herz und Kreislauf, Verdauungsorgane, Haut, Haare, Nägel, Nervensystem, Psyche, Fruchtbarkeit und Libido stehen unter ihrem Einfluss.

Abb.3

Der Regelkreis der Schilddrüsenhormonproduktion

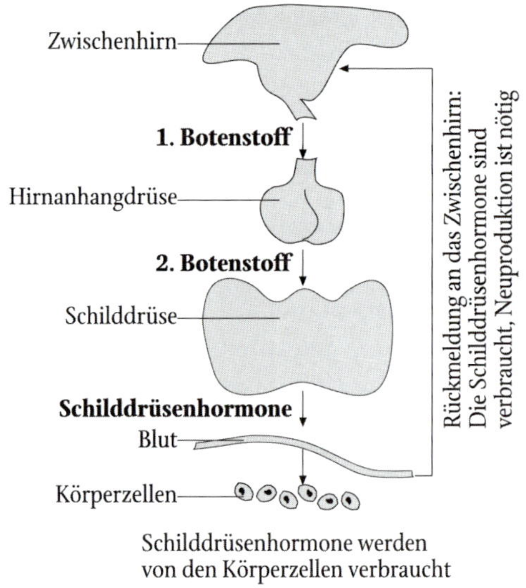

So kann ein Mangel an Schilddrüsenhormonen zum Beispiel zu träger Verdauung, Gewichtszunahme, Wassereinlagerungen im Gewebe, Müdigkeit, depressiver Verstimmung, verlangsamter Herzaktion, Kälteempfinden, trockener, spröder Haut führen. Bei einem Zuviel an Schilddrüsenhormon können sich unter anderem Gewichtsabnahme, Herzrasen, Nervosität, Schlafstörungen, Knochenabbau (Osteoporose), Haarausfall oder übermäßiges Schwitzen einstellen.
Schon vor der Geburt fördern die Schilddrüsenhormone Wachstum und Entwicklung. Ohne Schilddrüsenhormone gibt es keinen Stoffwechsel von Fett, Eiweiß und Zucker. Keine Zelle könnte ihre Arbeit tun, Wärmeproduktion und Sauerstoffumsatz hätten keinen Antrieb.

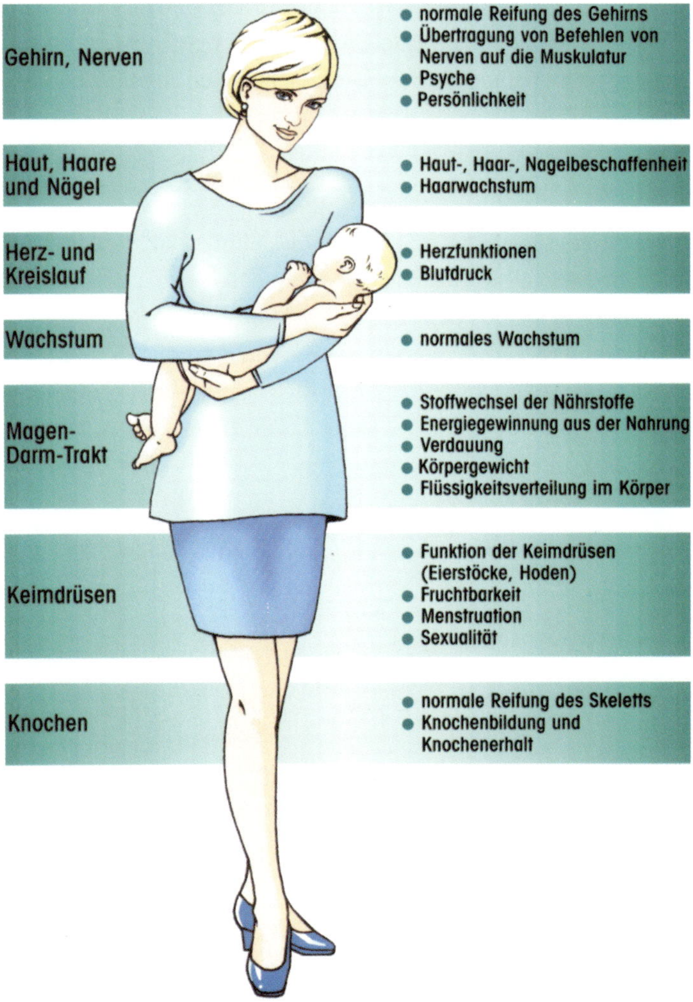

Abb.4

Hier überall wirken die Schilddrüsenhormone ein

Deutschland - ein Jodmangelgebiet

Eine jodreiche Ernährung wäre die einfachste und sicherste Möglichkeit, die Volkskrankheit Schilddrüsenfehlfunktion erst gar nicht entstehen zu lassen. Doch das ist in Deutschland nicht machbar. In der letzten Eiszeit vor 10000 Jahren wusch das Schmelzwasser das Spurenelement Jod aus den Böden heraus und spülte es in die Weltmeere. Seitdem ist im Süßwasser und in den Böden nicht mehr viel

Jodmangelgebiet

Weltweit leiden schätzungsweise etwa 800 Millionen Menschen unter einem Jodmangel und dessen Folgen. Afrika, Asien und Lateinamerika sind dabei am stärksten betroffen.

Jod enthalten und Deutschland gilt als Jodmangelgebiet. Demzufolge fehlt das Element auch in Agrarprodukten. Hingegen ist in Meeresfischen, -früchten und -algen noch ausreichend Jod zu finden.

Wie kann man die Jodzufuhr verbessern?

Laut Umfrage verwenden 80 Prozent aller Bundesbürger Jodsalz anstatt normalem Speisesalz. Bei angenommenen ein bis zwei Gramm Jodsalz am Tag werden damit 20 bis 40 Mikrogramm Jod zugeführt. Untersuchungen zeigen allerdings, dass nicht einmal diese Menge hinterher im Blut nachweisbar ist. Wahrscheinlich geht ein Großteil des Jods beim Kochen verloren. Denn das flüchtige Element verdunstet bereits bei niedrigen Temperaturen.

Abb.5

Jodmangel ist eine Volkskrankheit

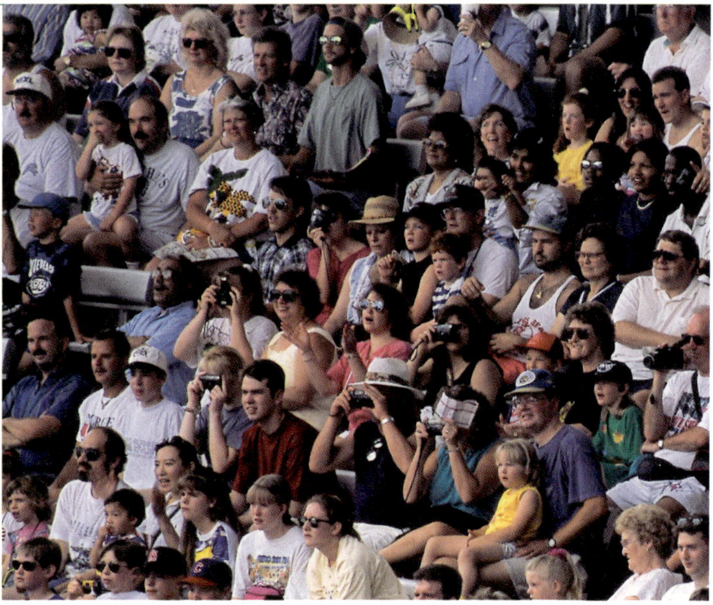

Verschiedene Verbände fordern daher seit Jahren eine gesetzliche Vorschrift, nach der auch Wurst, Brot, Käse, die vielen Fertiggerichte und Lebensmittelzubereitungen bereits bei ihrer industriellen Herstellung jodiert werden müssen. Schätzungsweise zwölf Prozent der Lebensmittelfirmen in der Bundesrepublik Deutschland verwenden

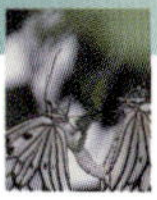

freiwillig Jodsalz (Zahl von 1999, mittlerweile dürften es erheblich mehr sein.) Fleisch, Milch und Milchprodukte können für die menschliche Ernährung ebenfalls aufgewertet werden, wenn die Tiere mit jodhaltigem Futter gefüttert würden.
Seefische, Meeresfrüchte und pflanzliche Meeresprodukte enthalten Jod. Um den Jodbedarf damit zu befriedigen, müsste man jedoch drei- bis viermal pro Woche frischen Meeresfisch essen.
Jodtabletten sind die einfachste Möglichkeit, den Jodmangel auszugleichen. Jodtabletten sind für alle Menschen geeignet, die unter Jodmangel leiden. Besonders „Risikogruppen", d. h. Menschen mit einem besonders hohen Jodbedarf sollten täglich Jodtabletten einnehmen. Weitere Risikogruppen sind Kinder und Jugendliche (besonders während der Pubertät!), werdende und stillende Mütter sowie Menschen, in deren Familie eine Häufung von Schilddrüsenerkrankungen durch Jodmangel zu beobachten ist . So zeigte z. B. eine Studie aus dem Jahr 2001, dass bei 40 Prozent aller schwangeren Frauen eine Schilddrüsenvergrößerung auftrat.
Die Akzeptanz der Verbraucher für Jod hat in Deutschland zu einer deutlich verbesserten Jodversorgung in den letzten Jahren beigetragen. Bei Kindern ist der positive Einfluss schon an einer rückläufigen Kropfrate erkennbar.

Weitere Funktionen von Jod

Bislang haben wir uns ausschließlich mit der Wichtigkeit von Jod für die Bildung von Schilddrüsenhormonen beschäftigt. In neueren Diskussionen wird auch ein direkter Einfluss von Jod auf verschiedene Reaktionen im Körper erwogen. So könnte der Mineralstoff den Fettstoffwechsel positiv beeinflussen und somit die Gefahr von Ablagerungen an den Gefäßwänden verringern. Auf das Immunsystem könnte Jod eine aktivierende Wirkung haben. Zumindest steigern weiße Blutkörperchen ihre Aktivität, wenn man bei bestehendem Jodmangel Jod zuführt. Positive Effekte von jodhaltigen Bädern und Mineralwässern auf entzündlich-degenerative Erkrankungen sind ebenfalls beschrieben.

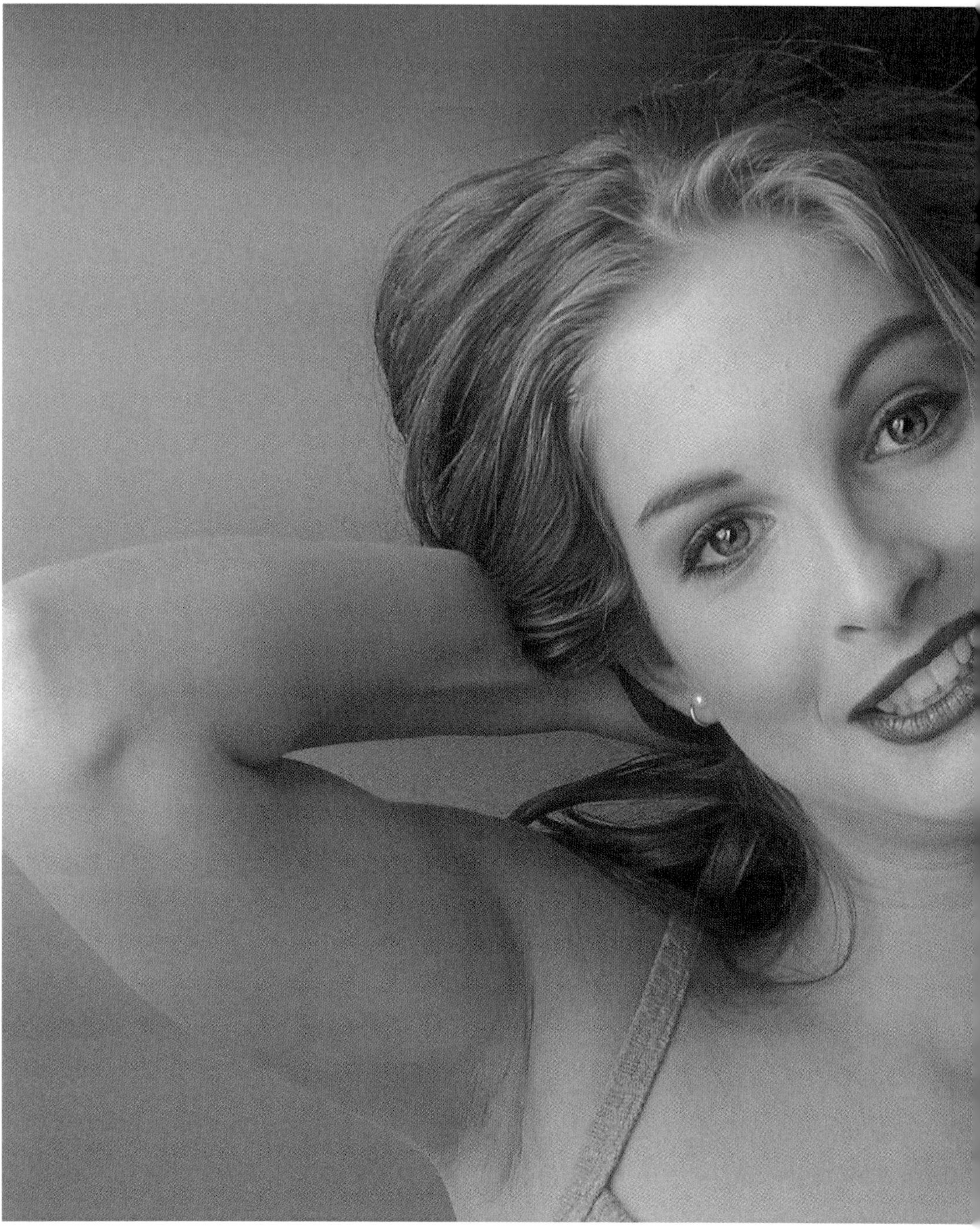

Das Erkennen von Schilddrüsenerkrankungen

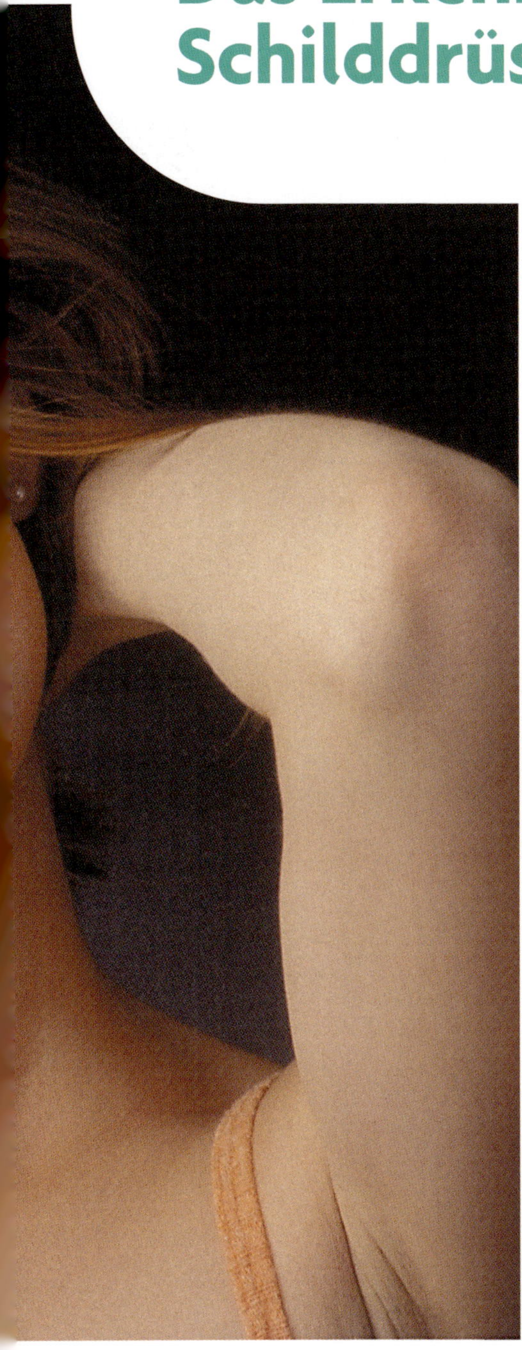

Eine Schilddrüsenerkrankung muss also immer vermutet werden, wenn sich plötzlich der Allgemeinzustand grundlegend ändert. Von außen kann man selten etwas sehen. Mehr zu den einzelnen Diagnoseschritten finden Sie in diesem Kapitel.

Ärztliches Gespräch zur Krankenvorgeschichte - Anamnese

Der erste Schritt ist eine ausführliche Befragung des Betroffenen durch den Arzt. Manche Ärzte lassen zunächst einen Fragebogen ausfüllen. Da Schilddrüsenerkrankungen sich sehr unterschiedlich äußern können, werden viele Themen angesprochen.
Wichtig ist zu wissen, ob bereits früher Schilddrüsenerkrankungen bestanden und wie sie behandelt wurden. Außerdem, ob vielleicht eine Röntgenbestrahlung des Halses erfolgte. Gibt es in der Familie Schilddrüsenkrankheiten? Besteht eine Schwangerschaft? Welche Medikamente haben Sie eingenommen? Wurde eine Röntgenuntersuchung mit jodhaltigem Kontrastmittel durchgeführt? Haben Sie

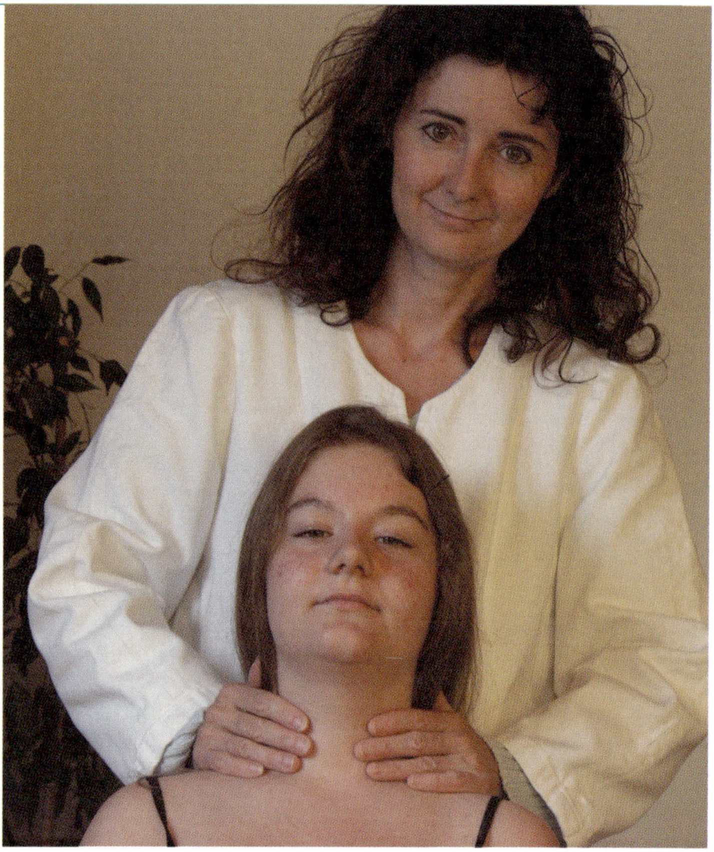

Abb.6

Das Abtasten der Halsregion

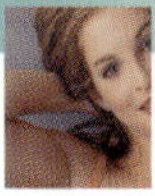

Beschwerden, ein Druck- oder Kloßgefühl im Halsbereich, Heiserkeit, ist der Hals dicker geworden? Bestehen Symptome, die auf eine Funktionsstörung der Schilddrüse hinweisen wie: Nervosität, Herzrasen, Gewichtsverlust, Schwitzen, Durchfälle, Haarausfall oder etwa trockene Haut, Libidoverlust, Potenzstörungen, Zyklusstörungen, Leistungsminderung, Kälteempfindlichkeit, Gewichtszunahme, Verstopfung oder Depressionen?

Körperliche Untersuchung

Nachdem der Arzt geschaut hat, ob sich Ihre Schilddrüse schon optisch vergrößert präsentiert, wird er hinter Ihnen stehend die Schilddrüsenregion abtasten und auch auf die Halslymphknoten achten. Auch wird er sich einen Überblick über Ihre Muskelreflexe, Haut, Blutdruck, Puls und Veränderungen der Augen verschaffen. Denn Störungen der Schilddrüsenfunktion können viele Körperfunktionen verändern.

Blutuntersuchungen

Die Blutuntersuchung ist sehr aufschlussreich im Hinblick auf die Funktion der Schilddrüse. Da sich die Normbereiche bei verschiedenen Testverfahren unterscheiden, steht auf Ihrem Laborbefund der für Sie relevante Normbereich in Klammern hinter Ihrem gemessenen Blutwert. Und nur das ist für Sie maßgeblich. Im Folgenden finden Sie eine Erklärung der einzelnen Blutwerte.

INFO

Alle Normwerte finden Sie aufgelistet im Servicebereich

• Der basale TSH-Wert

Mit dem Hormon TSH (Thyreoidea stimulierendes Hormon, also ein die Schilddrüse stimulierender Botenstoff) steuert die Hirnanhangdrüse die Produktion der Schilddrüsenhormone. Schickt die Hirnanhangdrüse (Hypophyse) TSH über die Blutbahn zur Schilddrüse, ist das dort ein Signal zur Schilddrüsenhormonproduktion. Findet sich also viel TSH im Blut, bedeutet dies, dass die Schilddrüse zu einer Hormonproduktion aufgefordert wird, weil der Körper nach mehr

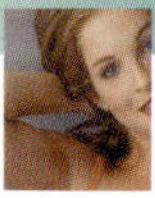

Schilddrüsenhormon verlangt. Bei einer trägen Schilddrüsenarbeit, der Unterfunktion, findet sich im Blut viel TSH.
Umgekehrt ist es, wenn der Körper unter einer Schilddrüsenüberfunktion leidet. In diesem Fall befinden sich zu viele Schilddrüsenhormone im Körper. Jetzt will die Hirnanhangdrüse auf keinen Fall die Schilddrüse weiter dazu auffordern, Hormone zu produzieren. Deshalb findet sich bei einer Überfunktion ein zu niedriger TSH-Wert im Blut. Liegt der TSH-Wert im Normbereich, ist eine Schilddrüsenfunktionsstörung, also eine Über- oder Unterfunktion, weitgehend ausgeschlossen.

• Die Schilddrüsenhormone T_4 und T_3

T_4 und T_3 sind die Abkürzungen für die beiden Schilddrüsenhormone, die im Blut zirkulieren. Das Gesamt-T_4 oder Gesamt-T_3 ist die Summe der freien sowie der an Trägerproteine gebundenen Schilddrüsenhormone. Veränderungen der Trägerproteine, zum Beispiel durch weibliche Hormonwirkungen, können zu Fehlbeurteilungen der Hormonmenge im Blut führen. Deshalb lässt man am besten die freien, nicht an Trägereiweiße gebundenen Hormone bestimmen: fT_4 und fT_3. Das „f" steht in dieser Abkürzung für „frei". Sind diese Werte zu hoch, spricht man von Überfunktion, sind sie zu niedrig, von Unterfunktion.

• Die Werte TSH, fT_3 (T_3), fT_4 (T_4)

Liegt der TSH-Wert nicht im Normbereich, während für die Schilddrüsenhormone fT_3 (T_3) und fT_4 (T_4) normale Werte zu beobachten sind, dann spricht man von einer latenten, „versteckten" Fehlfunktion. Die Schilddrüsenerkrankung befindet sich gerade im Anfangsstadium, oder die Schilddrüse kann noch mit letzter Kraft die Krankheit ausgleichen.

• TRH-Test

In manchen Fällen ist trotz der Bestimmung der Schilddrüsenhormonwerte und des die Schilddrüse stimulierenden Hormons TSH nicht eindeutig zu bestimmen, ob eine versteckte Über- oder Unter-

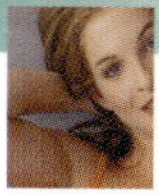

funktion vorliegt. In diesem Fall wird überprüft, ob die Hirnanhangdrüse überhaupt dazu in der Lage ist, ausreichend viel TSH auszuschütten. Dazu wird zuerst der normale (basale) Wert des TSH, welches die Schilddrüse kontrolliert, gemessen. Dann wird dem Patienten das Hormon des Zwischenhirns (TRH), verabreicht. Nach ca. 30 Minuten sollte die Hirnanhangdrüse mit einer Ausschüttung von TSH reagiert haben. Deshalb wird nach dieser Zeit erneut der TSH-Wert im Blut gemessen. Dann werden der basale und der stimulierte TSH-Wert miteinander verglichen. Liegt der Anstieg innerhalb des Normbereichs, bedeutet dies, dass die Hirnanhangdrüse richtig funktioniert und die Ursache der Über- oder Unterfunktion in der Schilddrüse selbst zu suchen ist. Der TRH-Test wird heutzutage so gut wie nicht mehr durchgeführt.

• Schilddrüsenantikörper

Bei einem Verdacht auf Autoimmunerkrankungen werden die Schilddrüsenantikörper bestimmt. Das sind Abwehrstoffe, die sich gegen die Schilddrüse richten: TSH-Rezeptor AK (TRAK), TPO AK (früher MAK), Tg AK (TAK).

Sind sie deutlich erhöht, zeigen sie eine körpereigene Abwehr gegen Strukturen der Schilddrüsenzellen an. Die Laborergebnisse müssen im Zusammenhang mit den übrigen Befunden interpretiert werden. Denn einige wenige Patienten zeigen trotz ihrer Autoimmunerkrankung der Schilddrüse keine hohen Antikörper-Befunde. Andere haben erhöhte Antikörper im Blut, obwohl die Schilddrüse intakt ist.

Autoimmunerkrankungen

Krankheiten, die durch körpereigene Antikörper verursacht sind. Das Immunsystem produziert Abwehrstoffe gegen Strukturen des eigenen Körpers und schädigt ihn damit.

• Thyreoglobulin

Das Thyreoglobulin Tg ist das Speichereiweiß der Schilddrüsen-hormone. An diesen Stoff gebunden, wird der Hormonvorrat in den Schilddrüsenbläschen (Follikel) gelagert und kann nach Bedarf über die Blutgefäße in den Körper freigesetzt werden.

Bei einer gesunden Schilddrüse findet man im Blut weniger als 50 ng/ml von Tg. Wurde die Schilddrüse komplett entfernt, kann man auch kein Tg mehr finden.

Daher wird nach Schilddrüsenkrebsoperationen das Tg kontrolliert.

Es darf 2 ng/ml nicht überschreiten. Ansonsten muss man befürchten, dass neues Gewebe nachgewachsen ist.

- **Kalzitonin (Calcitonin)**

Die C-Zellen liegen zwischen den Schilddrüsenbläschen und produzieren als so genannte Untermieter der Schilddrüse Kalzitonin. Von ihnen kann wie von allen Körperzellen auch ein bösartiges Wachstum ausgehen. Die Tumorzellen produzieren im Übermaß Kalzitonin. Es fällt als erhöhter Wert in der Blutuntersuchung auf.

Ultraschall (Sonographie)

Ultraschallwellen sind sehr hohe, für das menschliche Ohr nicht hörbare Frequenzen, die mit dem Schallkopf des Gerätes ins Gewebe geleitet werden. Ein Empfänger im Schallkopf nimmt die reflektierten Schallwellen wieder auf. Unterschiedliche Materialien wie Luft, Gewebe, Wasser schwächen die Schallwellen unterschiedlich ab. Sie ergeben ein bestimmtes Echo. Aus diesen Unterschieden berechnet der Computer eine bildliche Darstellung z. B. von der Schilddrüse. Das Prinzip ist identisch mit Ultraschalluntersuchungen bei Schwangeren. Und es ist genauso unschädlich.

Die Ultraschalluntersuchung kann heutzutage Gewebewucherungen von zwei bis drei mm schon fassbar machen. Die Größe der Schilddrüse kann gemessen werden. Strukturveränderungen in Gewebe, Knoten oder Zysten fallen auf. Ob ein Knoten heiß oder kalt ist, kann die Ultraschalluntersuchung nicht sagen. Gut- oder Bösartigkeit lässt sich nicht beweisen, allerdings bietet die Sonographie mitunter schon brauchbare Hinweise.

Heißer Knoten

Ein überaktiver Knoten, der sich im Szintigramm mit den „heißen" Farben rot und gelb zeigt. Er ist der Verursacher einer

Kalter Knoten

Er zeigt sich im Szintigramm mit den kalten Farben blau und violett. Er nimmt kaum oder kein Jod auf. Er ist funktionsgemindert oder funktionslos und produziert praktisch keine Schilddrüsenhormone. In seltenen Fällen enthält er bösartiges Krebsgewebe.

Farbkodierte Dopplersonographie

Dies ist eine Ultraschalluntersuchung, bei der Blutgefäße beurteilt werden. Da verschiedene Schilddrüsenerkrankungen auch mit Veränderungen der Durchblutung einhergehen, kann auch diese Methode Diagnosehinweise geben.

Szintigraphie

Das ist eine Untersuchung beim Nuklearmediziner. Zur Durchführung bekommt der Patient eine kleine Menge eines radioaktiven Stoffes (Technetium oder Jod^{123}) gespritzt. Die Schilddrüsenzellen „verwechseln“ diese Substanzen mit natürlichem Jod und fangen sie auf. Da sie aber im Gegensatz zum natürlichen Jod radioaktiv strahlen, kann man sie mit einer Gammakamera orten und auf einem Monitor sichtbar machen. So kann man beobachten, ob es Bezirke gibt, die keinen Jodersatzstoff aufnehmen können, oder wo es Bezirke gibt, die das im Übermaß tun. Die Szintigraphie zeigt also die Bezirke an, die nicht oder zu viel arbeiten. Der Arzt kann beurteilen, wie die Schilddrüse funktioniert.

Bereiche, die zu viel arbeiten, zeigen sich auf den Farbaufnahmen gelb bis rot („heiß“). Bereiche, in denen nicht gearbeitet wird, zeigen sich blau („kalt“). Hiervon leiten sich auch die Namen heißer oder „kalter“ Knoten ab.

Die Untersuchung ist nicht schmerzhaft und die radioaktive Strahlung so gering, dass es zu keiner Schädigung von Körperzellen kommt.

Nuklearmediziner

Der Nuklearmediziner ist der Facharzt, der radioaktive Substanzen zur Diagnose und Therapie

Gammakamera

Ein Messgerät des Nuklearmediziners, mit dem die Szintigramme der Schilddrüse erstellt werden. Das Szintigramm - das Bild - zeigt Aufnahme, Verteilung und Speicherung der schwach radioaktiven Substanzen, die durch die Untersuchung in die Schilddrüse gelangt sind.

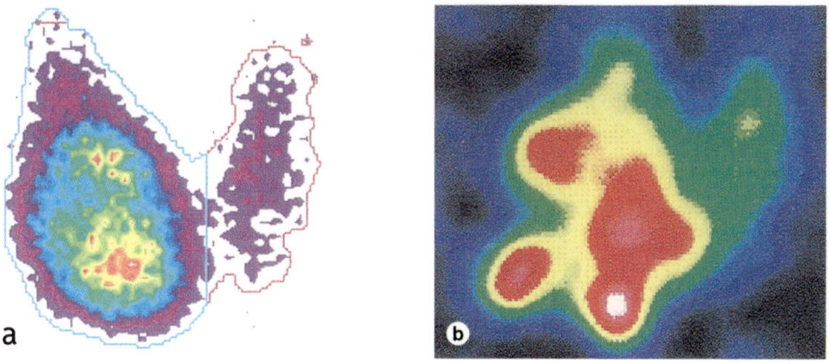
a b

Abb.7

Szintigraphische Beispiele für verschiedene Formen der Schilddrüsenautonomie ***a*** *unifokale,* ***b*** *multifokale*

Suppressionsszintigramm

Bei diesem Szintigramm kann man auch „versteckte“, latente Überfunktionen entlarven. Durch eine vorbereitende Einnahme von Medikamenten wird erreicht, dass gesundes Schilddrüsengewebe, welches der Steuerung der Hirnanhangdrüse gehorcht, behindert wird, die radioaktive Substanz aufzunehmen - nicht aber die selbstständig (autonom) arbeitenden Gewebsbezirke, die sich nicht mehr von der

Abb.8

Typischer szintigraphischer Befund bei Morbus Basedow

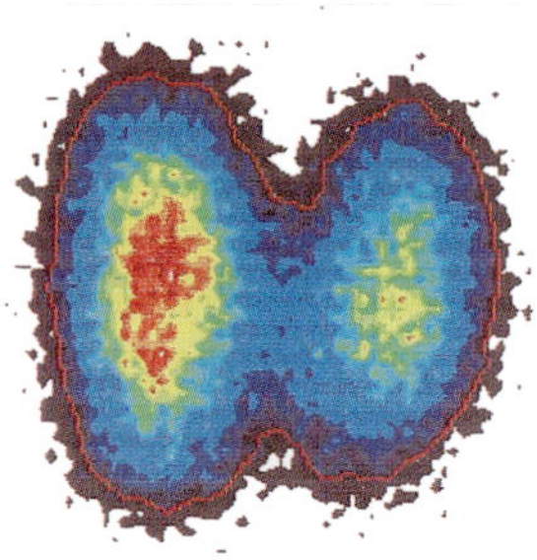

Hirnanhangdrüse steuern lassen. Sie nehmen den radioaktiven Stoff auf und werden so sichtbar.

Die Feinnadelpunktion

Ähnlich wie bei einer einfachen Blutentnahme wird bei der Feinnadelpunktion mit einer feinen Nadel in das Schilddrüsengewebe gestochen und etwas Zellmaterial in die Spritze gesaugt. Nach ein paar Sekunden ist diese Punktion, unter Ultraschallkontrolle, schon beendet. Die Arbeit beginnt danach: bei der mikroskopischen Untersuchung des gewonnen Gewebes.

Abb.9

Spritzenhalter für die einhändige (Schilddrüsen-) Punktion

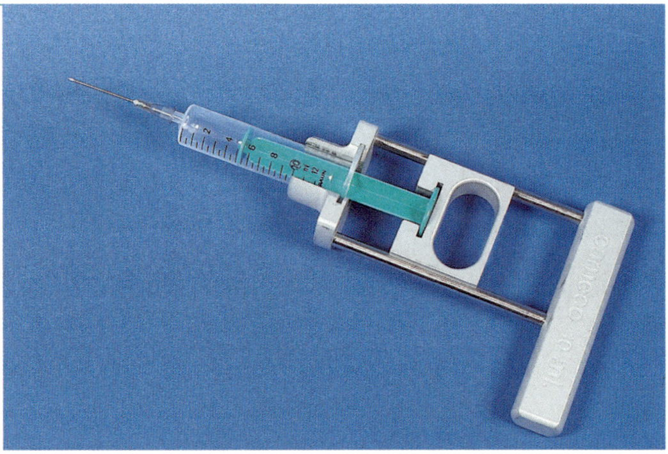

Röntgen und Tomographie der Halsregion

Mitunter muss festgestellt werden, ob eine Schilddrüse hinter das Brustbein gewachsen ist, ob sie die Luftröhre oder Speiseröhre eindrückt, oder ob ein Karzinom Tochtertumoren produziert hat, die

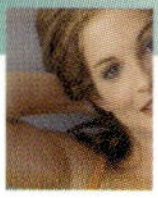

über die Schilddrüse hinaus ins Fett- und Muskulaturgewebe gewachsen sind. Dann kommen spezielle Röntgenuntersuchungen, Computertomographie und Kernspintomographie, zum Einsatz. Bei den beiden letztgenannten Verfahren wird der Körper schichtweise abgebildet.

Computertomographie

Die Computertomographie ist ein spezielles Röntgenverfahren, bei dem der Körper schichtweise abgebildet wird.

Zusammenfassung

Um eine Schilddrüsenerkrankung zu erkennen, wird der Arzt zunächst eine ausführliche Befragung durchführen. So kann der Verdacht, ob eine Unter- oder Überfunktion der Schilddrüse zu Beschwerden führt, geäußert werden. Fragen nach Vorerkrankungen und Behandlungen gehören dazu. Eine körperliche Untersuchung und das Abtasten der Schilddrüse geben dem Arzt einen ersten Überblick. Mit einer Blutuntersuchung zur Bestimmung des Steuerhormons TSH und der Schilddrüsenhormone T_3 und T_4 entschlüsselt man die Hormonproduktion der Schilddrüse. Die Konstellation dieser Laborwerte klärt, ob es sich um eine Überfunktion, Unterfunktion oder normale Hormonproduktion handelt. Die Ultraschall-Untersuchung lässt die Größe und etwaige Zysten und Knoten der Schilddrüse erkennen. Das Szintigramm klärt bei Knoten, ob sie heiß oder kalt sind und gibt Einblicke in die Funktion der Schilddrüse. Aus kalten Knoten muss mitunter Zell-Material mittels einer Feinnadelpunktion entnommen werden, um die Möglichkeit einer bösartigen Wucherung auszuschließen. Weitere Blutwerte wie Antikörpertests werden herangezogen, wenn der Verdacht auf eine Autoimmunerkrankung besteht.

Schnell Informiert

Wie erkennt man Schilddrüsenerkrankungen?

Kernspintomographie

Mit der Kernspintomographie oder Magnetresonanztomographie (MRT) wird ähnlich wie bei der Computertomographie der Körper in Schichten abgebildet, hier mithilfe von Magnetfeldern.

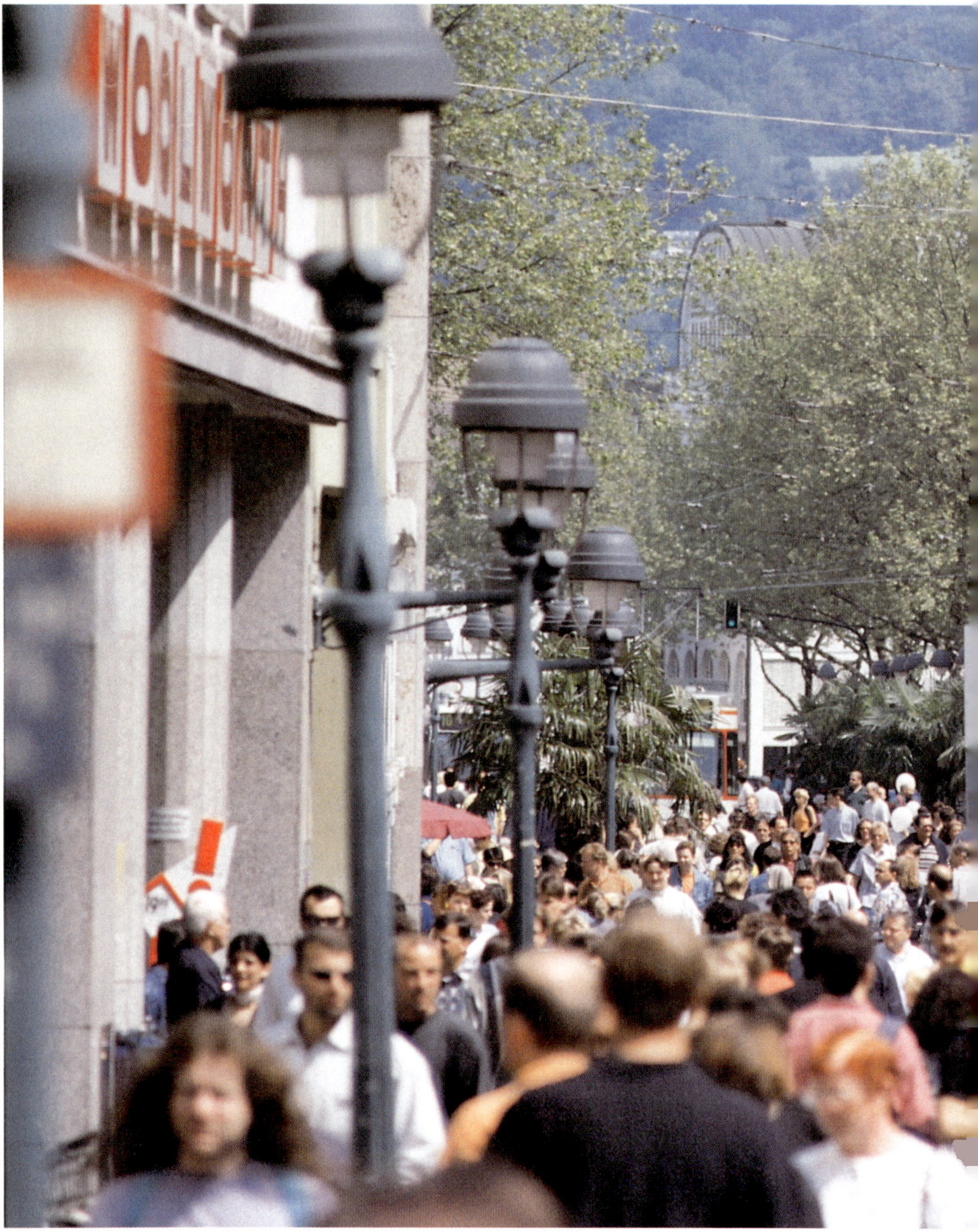

Alle Schilddrüsen-erkrankungen von Adenom bis Zyste

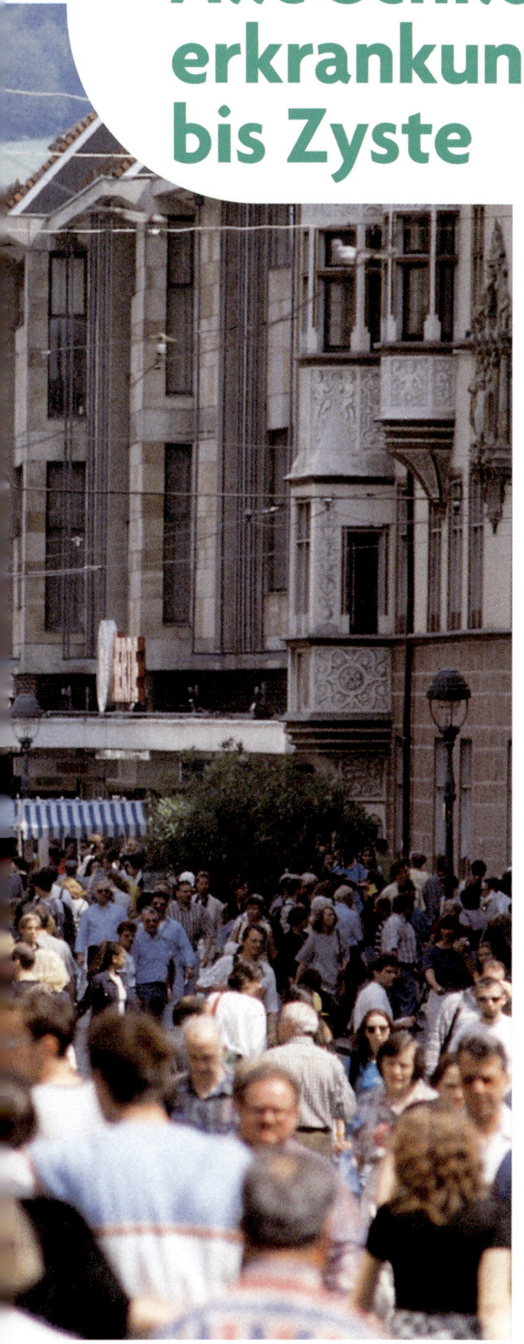

Es gibt vielfältige Krankheiten der Schilddrüse. Eine Übersicht über alle Erkrankungen, auch über die seltenen, finden Sie hier.

Der Kropf (Struma)

Die mit Abstand häufigste Schilddrüsenkrankheit ist der Kropf (auch die Struma genannt). Meist durch Jodmangel verursacht, wuchert und vergrößert sich so manche Schilddrüse zum Kropf. 15 Millionen Menschen hierzulande sind davon betroffen. Es handelt sich dabei um eine sichtbare und tastbare Vergrößerung der Schilddrüse oder eine äußerlich am Hals nicht sichtbare, aber im Ultraschall messbare Vergrößerung der Schilddrüse. Denn eine Struma muss sich nicht

Abb.10

Patientin mit stark vergrößerter Schilddrüse

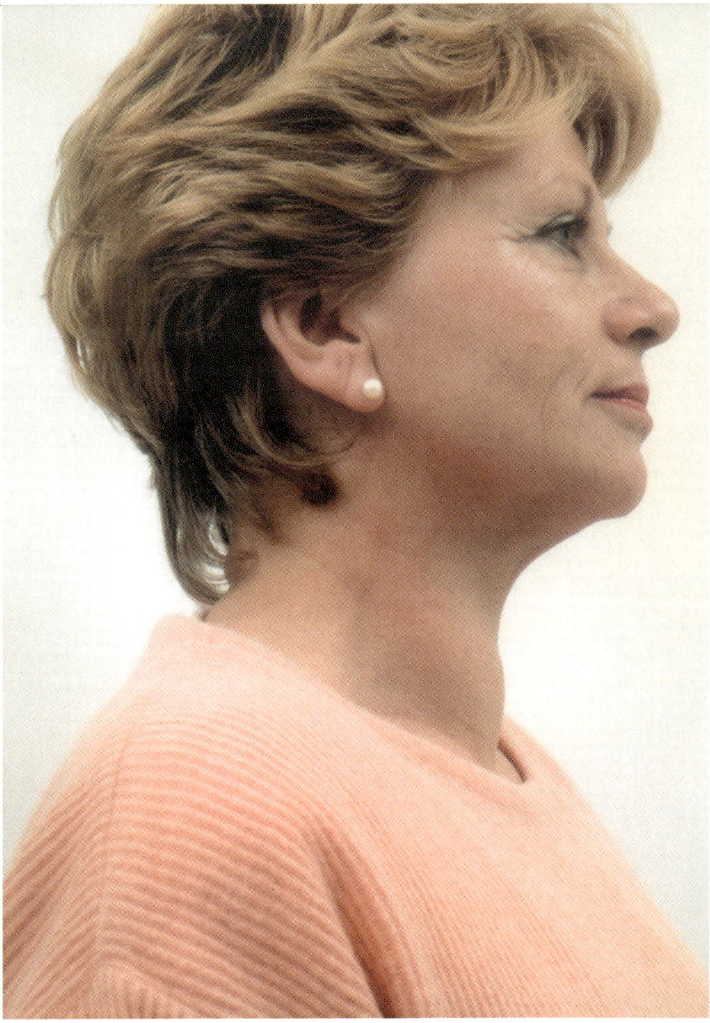

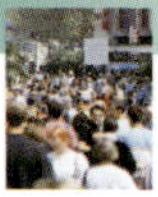

immer vorne am Hals verdicken, sondern kann auch nach innen, Richtung Luft- und Speiseröhre wachsen und dadurch Atem- und Schluckbeschwerden verursachen. Ist die Schilddrüse knotig verändert, spricht man von einer Struma nodosa. Struma multinodosa heißt die Krankheit, wenn sich in der Schilddrüse viele Knoten gebildet haben. Wenn die Struma normale Mengen von Schilddrüsenhormon produziert, nennt man dies euthyreot. Das ist meistens der Fall.

• Wieso entsteht ein Kropf?

In 95 Prozent ist die Ursache eines Kropfes Jodmangel. Andere (seltene) Ursachen sind Nebenwirkungen bestimmter Arzneimittel, Entzündungen, bösartige Veränderungen oder so genannte strumigene, das heißt kropffördernde Wirkungen durch Rauchen oder

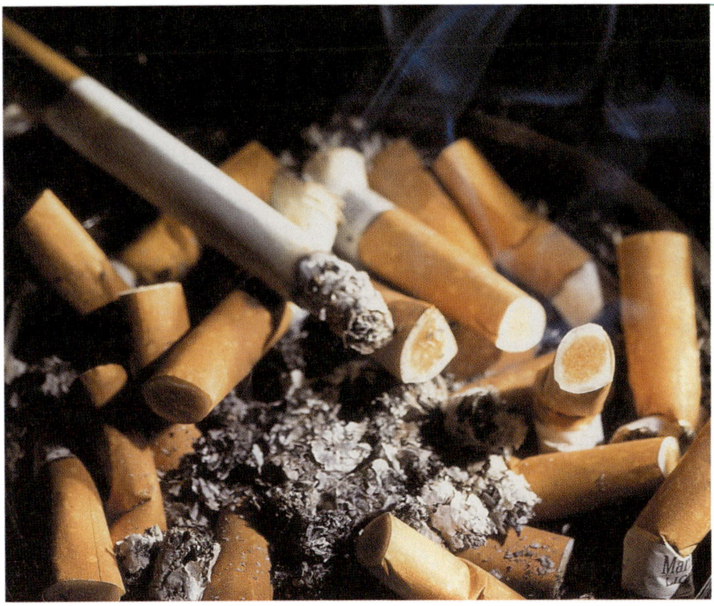

Abb.11

Rauchen fördert die Kropfbildung

durch Substanzen wie Nitrate oder Thiocyanide, die zum Beispiel in Kohlgemüse enthalten sind.

Möglichkeiten der Kropfbehandlung sind die medikamentöse Behandlung mit Jod, mit Schilddrüsenhormonen oder einer Kombination aus Jod und Schilddrüsenhormonen, die Operation oder die

INFO

Eine genaue Auflistung von kropffördernden Nahrungsmitteln und Substanzen finden Sie im Servicebereich

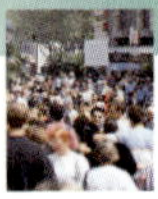

Radiojodtherapie. Welche Kropftherapie die sinnvollste ist, wird individuell abgestimmt, ebenso die Dosierung der Medikamente.

• Symptome der Struma

Meist spürt man den Kropf kaum oder gar nicht. Er kann aber auch eine besondere Berührungsempfindlichkeit am Hals, ein Engegefühl, Luftnot bei Belastung, Schluckbeschwerden oder ein Kloßgefühl verursachen. Ist die Hormonproduktion trotz Struma normal, ergeben sich keine Beschwerden einer Unter- oder Überfunktion.

• Untersuchungen zur Diagnosestellung

Eine sichere Diagnose lässt sich per Ultraschall stellen. Der Arzt kann die Größe und das Volumen der Schilddrüse bestimmen. Gleichzeitig kann er beurteilen, ob es Knoten oder andere Veränderungen wie Zysten in der Schilddrüse gibt. Mittels Szintigraphie wird abgeklärt, ob Knoten „heiß" oder „kalt" sind. Mit weiteren Röntgenuntersuchungen kann im Einzelfall geklärt werden, ob das Kropfwachstum bereits Speiseröhre oder Luftröhre einengt. Manchmal wächst ein Kropf bis hinter das Brustbein. Auch das kann der Radiologe herausfinden.

Therapie des Jodmangelkropfes mit Jod

Jodmangel verursacht den Kropf, ausreichend Jod vertreibt ihn wieder. So einfach das klingt, so einfach funktioniert es tatsächlich. Den schnellsten Erfolg erzielt man zum einen bei Kindern, Jugendlichen und jungen Erwachsenen, zum anderen, wenn die Schilddrüse noch nicht knotig umgebaut und auch nicht extrem groß ist. Alleine mit einer Jodtherapie von einjähriger Dauer kann die vergrößerte Schilddrüse wieder auf Normalmaße verkleinert werden. Damit dies so bleibt und nicht ein erneuter Jodmangel die Schilddrüse wieder wachsen lässt, muss nach der Behandlung auf eine gute und sichere Jodversorgung geachtet werden. Man nennt das dann Strumaprophylaxe.
Sowohl zur Behandlung als auch zur Vorsorge eines Kropfes werden Jodtabletten eingesetzt.

Radiojodtherapie

Schilddrüsentherapie, bei der radioaktives Jod eingesetzt wird. Die Strahlung soll kranke Schilddrüsenzellen ausschalten. Auch einen Kropf, den man nicht operieren will, kann man damit zum Schrumpfen bringen.

Szintigraphie

Durch die bildliche Darstellung der Aufnahme, Verteilung und Speicherung von schwach radioaktiven Substanzen in der Schilddrüse können Aussagen über die Funktion der Schilddrüse gemacht werden. Die schwach radioaktive Substanz wird gespritzt.

Heißer Knoten

Dies ist ein überaktiver Knoten der Schildddrüse, der sich im Szintigramm mit den „heißen" Farben rot und gelb zeigt. Er ist Verursacher der Überfunktion.

Kalter Knoten

Dies ist ein funktionsgeminderter oder funktionsloser Knoten, der sich im Szinti-gramm mit den kalten Farben blau und violett zeigt. Er nimmt kaum oder kein Jod auf und produziert praktisch keine Schilddrüsenhormone. In seltenen Fällen enthält er bösartiges Krebsgewebe.

Dosierung von Jod bei der Kropfbehandlung
Tägliche Joddosen zur Kropfbehandlung
Säuglinge und Kinder: 50 - 100 Mikrogramm
Schulkinder und Jugendliche: 100 - 200 Mikrogramm
Erwachsene: 200 Mikrogramm
Tägliche Joddosen zur Strumaprophylaxe
Kinder bis 10 Jahre: 100 Mikrogramm
Kinder über 10 Jahre und Erwachsene bis 40 Jahre: 150 - 200 Mikrogramm

- **Behandlung des Kropfes mit Schilddrüsenhormonen**

Erscheint die alleinige Jodtherapie nicht sinnvoll oder gelingt die Kropfverkleinerung nicht, kann eine andere Möglichkeit zur Behandlung des Kropfes eingesetzt werden: die Einnahme von Schilddrüsenhormonen.
Wenn Sie Schilddrüsenhormontabletten einnehmen, wird über den hohen Schilddrüsenhormonspiegel im Blut signalisiert, dass Ihr Körper mit ausreichend Schilddrüsenhormonen versorgt ist und dass die Schilddrüse diese nicht noch zusätzlich produzieren soll. Als Reaktion auf die Hormongabe schickt die Hirnanhangdrüse kaum TSH, den schilddrüsenstimulierenden Botenstoff, aus. Ihr TSH-Wert im Blut ist demzufolge auch niedrig. Ihre Schilddrüse braucht nicht zu arbeiten und reduziert ihre Größe. Nach einem Jahr sollte sich der Erfolg eingestellt haben. Die Hormontabletten werden abgesetzt und Ihre Schilddrüse nimmt die Hormonproduktion wieder selbst auf. Damit Ihre Schilddrüse nicht durch Jodmangel wieder zu wachsen beginnt, müssen Sie jetzt auf eine ausreichende Jodversorgung achten. Sie betreiben nach der Therapie also ebenfalls eine Strumaprophylaxe mit Jodtabletten.

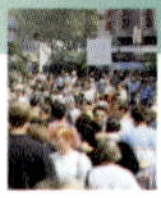

• Die kombinierte Behandlung mit Jod und Schilddrüsenhormonen

Heute weiß man: Als dritte medikamentöse Behandlungsmöglichkeit und Therapie der Wahl kann man Jod und Schilddrüsenhormone gleichzeitig einnehmen. Einige Medikamente enthalten schon beide Stoffe. Sinnvoll ist das vor allem dann, wenn die Schilddrüse schon Knötchen gebildet hat oder die Therapie mit Jod oder Schilddrüsenhormonen alleine nicht effektiv gewesen sein sollte. Wurde schon einmal wegen des Kropfes operiert oder Radiojod eingesetzt, eignet sich die Kombination zur Rückfallvorbeugung. Sie hilft auch zum Ausgleich einer eventuellen Unterfunktion aufgrund der Operation oder auch der Radiojodtherapie.

• Wann ist Jod zur Kropfbehandlung nicht sinnvoll?

Bei Erwachsenen ab etwa dem 40. Lebensjahr besteht ein erhöhtes Risiko, dass sich Bezirke der Schilddrüse schon „autonom“ verändert, also selbstständig gemacht haben. Dann verträgt sie kein Jod mehr, denn Jod könnte eine Überfunktion auslösen. Daher muss vor einer Behandlung mit Jod bei älteren Patienten erst geklärt werden, ob eine Autonomie vorliegt oder nicht.
Auch bei Autoimmunerkrankungen, wenn es sich zum Beispiel um einen Kropf bei Hashimoto-Thyreoiditis handelt, wird Jod nicht zur Kropfbehandlung eingesetzt.

• Kropfoperation

Wenn der Kropf nicht mit Medikamenten behandelt werden kann oder er sogar weiter wächst, wird normalerweise operiert. Und dies ist in Deutschland Alltag. Schilddrüsenoperationen sind mit fast 100000 pro Jahr die dritthäufigste Routineoperation.
Zu 90 Prozent wird operiert, um einen Kropf zu beseitigen. Das Ziel einer solchen Strumaoperation ist eine Verkleinerung der Schilddrüse, und nicht die vollständige Entfernung wie bei einem Schilddrüsenkrebs. Der Operateur belässt einen knotenfreien Rest von mindestens 10 Gramm. Falls dieser Rest kleiner ausfällt, wird sich wahrscheinlich eine Unterfunktion einstellen. Spätestens drei bis

Autonom

Selbstständiges Arbeiten. Bei Schilddrüsenzellen bedeutet dies, dass die Hormonproduk-tion nicht am tatsächlichen Bedarf orientiert ist und sich nicht von der Hirnanhang-drüse beeinflussen lässt. Dies führt zur Überfunktion der Schilddrüse.

Autoimmunerkrankungen

Krankheiten, die durch körpereigene Antikörper verursacht sind. Das Immunsystem produziert Abwehrstoffe gegen Strukturen des eigenen Körpers und schädigt ihn.

Hashimoto-Thyreoiditis

Nach dem japanischen Entdecker Hashimoto benannte Autoimmunerkrankung. Chronische Schilddrüsenentzündung, die am Ende der Erkrankung zur Unterfunktion führt.

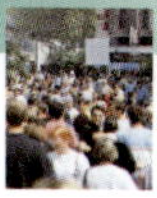

sechs Monate nach der Operation steht fest, ob der Schilddrüsenrest ausreichend Hormone produziert oder ob der Patient Hilfe durch Schilddrüsenhormontabletten braucht. Jod wird zur Verminderung eines Rückfalls nach der Operation eingenommen, Schilddrüsen-hormone, falls eine Unterfunktion eintritt.
Unumgänglich wird eine Operation, wenn der Kropf Komplikationen verursacht, z. B. die Luftröhre einengt oder eine Stimmbandlähmung verursacht. Auch wenn der Verdacht auf bösartig wachsendes Schilddrüsengewebe besteht, ist eine Operation erforderlich.

- **Alternative zur Operation**

Gibt es wichtige Gründe, die gegen eine Operation sprechen, wie z. B. unvertretbare Narkoserisiken, dann kann auch mit der Radiojodbehandlung ein Schrumpfeffekt erzielt werden. Der liegt bei etwa 30 Prozent. Allerdings dürfen in diesem Fall keine verdächtigen Knoten vorhanden sein und die Schilddrüse darf nicht allzu groß sein. Die Radiojodtherapie ist vor allem auch anstelle von Zweit- oder Drittoperationen sinnvoll, da die Operationsrisiken ansteigen. Insbesondere nimmt durch die Vernarbungen der vorausgegangenen Operationen die Gefahr einer Verletzung des Stimmbandnervs zu.

- **Kropfbehandlung in Fällen, bei denen Jodmangel nicht die Krankheitsursache ist**

Ist der Kropf nicht durch Jodmangel, sondern durch eine der seltenen anderen Ursachen entstanden, ist die Behandlung mit Jod leider auch nicht die Lösung. Behandelt wird in der Regel mit Schilddrüsenhormon und natürlich muss - sofern möglich -die Ursache für die Kropfbildung beseitigt werden.

Die Hypothyreose oder Unterfunktion der Schilddrüse

Kurz gesagt bedeutet Unterfunktion, dass die Schilddrüse zu wenig Hormone produziert. Dem Körper fehlen Schilddrüsenhormone. Kann die Schilddrüse die lebenswichtigen Hormone nicht selbst

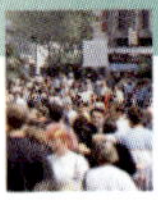

herstellen, bekommt sie der Körper ersatzweise durch Schilddrüsenhormontabletten geliefert. In den folgenden Abschnitten finden Sie mehr zu Ursachen, Anzeichen und Therapie.

• Ursachen der Unterfunktion

Selten ist die Ursache einer Hypothyreose extremer Jodmangel, am häufigsten steckt eine chronische Entzündung (Thyreoiditis) dahinter. Aber auch eine akute Entzündung, eine vorausgegangene Schilddrüsenoperation, eine Radiojodbehandlung, eine Bestrahlung im Halsbereich zum Beispiel im Rahmen einer Lungenkrebstherapie, eine hochdosierte Jodbelastung (z. B. nach Röntgenkontrastgabe) oder selten eine Fehlsteuerung der Hirnanhangdrüse können die Unterfunktion verursachen. Bestimmte Medikamente wie Thyreostatika oder Lithium können ebenfalls ausreichende Hormonspiegel verhindern. Bei einem von 4000 Säuglingen ist die Unterfunktion angeboren, sie haben zum Teil gar keine Schilddrüse.

Thyreostatika

Medikamente zur Behandlung der Schilddrüsenüberfunk-tion. Man nennt sie auch Schilddrüsenblocker. Ihre Funktion besteht darin, die Hormonproduktion der Schilddrüse zu blockieren.

• Symptome der Unterfunktion

Fehlen Schilddrüsenhormone, läuft der Stoffwechsel zu langsam. Folgende Symptome können sich einstellen: Müdigkeit, Leistungs- und Konzentrationsmangel, Desinteresse, Depressionen, Kälteempfindlichkeit, Schlafstörungen, großes Schlafbedürfnis, Impotenz, Libidostörungen, Unfruchtbarkeit, starke Menstruationsblutungen, Zyklusstörungen bis zum Ausbleiben der Menstruation, Wehenschwäche, Früh- und Fehlgeburten, Stuhlverstopfung, Übergewicht, Wassereinlagerungen (Ödeme) durch verminderte Nierenleistung, Blutarmut, Schwerhörigkeit, geringe Merkfähigkeit, geistige Trägheit, langsamer Puls, geringe Körpertemperatur, raue und heisere Stimme, kloßige und verwaschene Sprache, dicke, plumpe Finger, schlaffe Muskeln, Muskelkrämpfe, Einschlafen von Armen und Beinen, struppige und langsam wachsende Haare, lichte Augenbrauen, brüchige Fingernägel mit Rillen, Riffen und Flecken, blasse und trockene Haut.

Selbstverständlich finden sich nicht alle Symptome bei jedem Patienten. Oft verbirgt sich die Unterfunktion hinter wenigen Symptomen.

• Diagnose der Unterfunktion

Die Diagnose wird durch Blutuntersuchungen gesichert. Bei einer Unterfunktion ist der TSH-Wert erhöht, die Schilddrüsenhormone T_3 und T_4 liegen zu niedrig. Darüber hinaus zeigen sich oft als Folge des verlangsamten Stoffwechsels erhöhte Fett- und Cholesterinwerte.
Weitere Blutwerte wie Antikörpertests und eine Ultraschalluntersuchung, eventuell sogar ein Szintigramm oder eine Gewebeprobe sollen die Ursache der Unterfunktion klären.

• Behandlung der Unterfunktion

Unabhängig von der Ursache gibt es bei einer Unterfunktion nur eine sinnvolle Behandlung: Schilddrüsenhormone einnehmen. So werden der Stoffwechsel und alle vom Schilddrüsenhormon abhängigen Vorgänge wieder aktiviert und es geht Ihnen bald besser.
Am besten steigt man mit einer niedrigen Dosis ein und steigert sie, bis der Normalzustand erreicht ist. Dies gilt besonders für ältere Menschen oder Personen mit Herzschäden. Gerade wenn der Körper

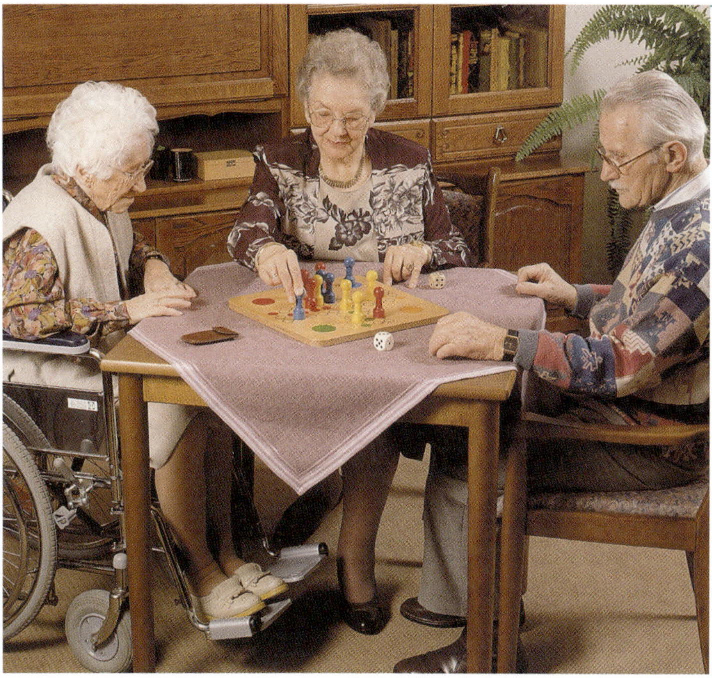

Abb.12

Mit ausreichend Jod im Alter verschwinden viele vermeintlichen Demenzen und man fühlt sich wieder fit.

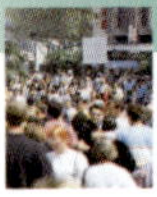

längere Zeit auf Sparflamme geschaltet hatte, braucht er Zeit, bis alles wieder im Lot ist. Die richtige Hormonmenge richtet sich nicht nur nach den Blutwerten, sondern auch nach dem individuellen Befinden des Patienten. Mancher verträgt nur eine relativ geringe Dosis und fühlt sich bei laborchemisch grenzwertiger Unterfunktion schon auf Hochtouren, während andere Patienten trotz hochdosierter Einnahme ihr Gewichtsproblem oder die Müdigkeit nicht in den Griff bekommen. Letzteren hilft oft ein T_4-T_3-Kombipräparat.
Je nach Ursache der Unterfunktion sind weitere Begleitmaßnahmen sinnvoll.

Der kalte Knoten

Nehmen abgegrenzte Gebiete der Schilddrüse nicht am Jodstoffwechsel teil und haben die Hormonproduktion eingestellt, so nennt man dies „Kalter Knoten“. Im Szintigramm erscheint eine solche Geschwulst in blauen kalten Farben. Mit zunehmendem Alter sind davon immer mehr Menschen betroffen. Meistens ist das veränderte Gewebe harmlos. In etwa 5 Prozent der Fälle kann ein kalter Knoten auch zu Schilddrüsenkrebs führen. Daher wird er mit Ultraschall kontrolliert und sein Gewebe mit einer Feinnadelpunktion überprüft. Ein Knoten, der groß ist, wächst, unscharfe Ränder besitzt und einen suspekten Punktionsbefund liefert, wird sicher operiert. Bei kleinen, sich nicht veränderden Knötchen, deren Punktion gutartiges Gewebe zutage bringt, wird meistens erst einmal abgewartet. Allerdings ist jetzt eine ein- bis zweimalige Kontrolle pro Jahr Pflicht. Denn ein noch unauffälliger Knoten kann sich verändern.
Das Vorgehen beim kalten Knoten ist individuell zu entscheiden. Besteht z. B. eine große Angst vor Krebs, wird der Arzt zu einer Operation tendieren, auch wenn der Knoten eher gutartig wirkt. Kalte Knoten lassen sich durch Medikamente oder Radiojod nicht beeinflussen. Wird bei Ihnen ein kalter Knoten beobachtet und Sie bekommen Medikamente verschrieben, dienen diese zur Vorbeugung gegen eine weitere Knotenbildung.

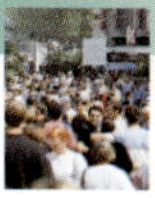

Die Hyperthyreose oder Überfunktion der Schilddrüse

Überfunktion bedeutet, dass die Schilddrüse zu viele Hormone produziert. Körper und Seele sind sensibel auf eine fein abgestimmte Hormondosis angewiesen und leiden unter einer Überdosierung von Hormonen. Normalerweise reguliert die Hirnanhangdrüse die Menge der Hormonproduktion. Bei einer autonomen Schilddrüsenüberfunktion machen sich die Schilddrüsenzellen unabhängig (autonom) von dieser Steuerung an die Arbeit und produzieren unkontrolliert zu viele Hormone. Mehr zu Ursachen, Formen und Therapie der Überfunktion finden Sie in den folgenden Abschnitten.

• Ursachen der Überfunktion

Am häufigsten wird die Überfunktion durch ein verselbstständigtes Arbeiten der Schilddrüse verursacht. Ohne Kontrolle durch die Hirnanhangdrüse werden selbstständig (autonom) Schilddrüsenhormone produziert. Das kann an einem bestimmten Ort in der Schilddrüse der Fall sein. Diesen bezeichnet man als heißen Knoten. Die Überproduktion kann auch in vielen, wie Salz über die Schilddrüse verstreuten Zellen geschehen. In diesem Fall handelt es sich um eine disseminierte Autonomie.

Eine autoimmunbedingte Überaktion kann ebenfalls vorliegen. Dabei wird die Schilddrüse durch Antikörper des eigenen Immunsystems ständig zur Hormonproduktion gezwungen.

Schließlich bewirkt auch eine Überdosierung von Schilddrüsenhormontabletten die Symptome der Überfunktion.

• Symptome der Überfunktion

Wird der Körper mit zu viel Schilddrüsenhormon konfrontiert, läuft alles auf Hochtouren. Dies ist eine Überfunktion der Schilddrüse. Symptome können sein: übermäßiges Schwitzen, Haarausfall, schneller Puls, Herzrhythmusstörungen, Gewichtsabnahme, Muskelschwäche, Schlafstörungen, häufige, weiche Stühle, Bluthochdruck, Zyklusstörungen (kurze Zyklen oder Ausbleiben der Menstruation), Impotenz, Muskelzittern, Fingerzittern, Sinnesstörungen wie Krib-

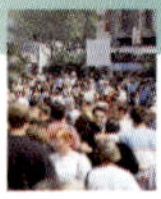

beln und Geruchs- und Geschmacksstörungen, innere Unruhe, Gereiztheit, psychische Labilität.
Durch den erhöhten Knochenstoffwechsel kann es zudem zu Osteoporose kommen.

• Die latente Überfunktion

Bei der latenten Überfunktion ist die Überfunktion „versteckt". Der TSH-Wert signalisiert zwar eine Überfunktion, allerdings sind die Schilddrüsenhormonwerte noch im Normbereich. Grenzwertige und unklare Laborergebnisse können mit dem TRH-Test geklärt werden. Im Suppressionsszintigramm kann auch ein latent oder versteckt heißer Knoten sichtbar gemacht werden. Wenn der Patient keinerlei Beschwerden einer Überfunktion verspürt, wird der Arzt ihm wahrscheinlich nur raten, Jod zu vermeiden und abzuwarten, ob sich die Blutwerte verändern. Würde ein Patient mit einer latenten Überfunktion Jod zu sich nehmen, könnte dies die Überfunktion auslösen. Der Rat, Jod zu vermeiden, ist nicht so einfach zu befolgen, denn Jod ist in vielen Medikamenten und fast allen Röntgenkontrastmitteln enthalten, so etwa in Wundbehandlungsmittel, Desinfektionsmittel, Hautsalben, Arteriosklerosemittel, Venenmittel, Lipidsenker, Mittel gegen Hämorrhoiden, Schmerzmittel, Entzündungshemmer, Hustenmittel, Herzmedikamente, Algenpräparate, Nasentropfen, Röntgenkontrastmittel und mehr. Zudem wäre ein Aufenthalt in einem Land mit einer guten Jodversorgung gefährlich. Daher entscheiden sich viele Betroffene, die Schilddrüse vorsorglich mit einer Radiojodtherapie oder einer Operation zu verkleinern und somit quasi die „Zeitbombe" zu entschärfen.
Spürt der Patient allerdings schon Symptome der Überfunktion, auch wenn die Schilddrüsenhormone (gerade) noch im Normbereich liegen, profitiert er auf jeden Fall von einer Schilddrüsenoperation oder Radiojodtherapie.

TRH-Test

Beim TRH-Test wird TRH, meist als Nasenspray, verabreicht, um die dann folgende Reaktion der TSH-Freisetzung der Hypophyse zu prüfen.

Suppressions-szintigramm

Ein Darstellungsverfahren, um eine verdeckte Schilddrüsen-überfunktion zu entlarven. Mit Schilddrüsenhormontabletten lässt sich die Aktivität von gesunden Schilddrüsenzellen unterdrücken, „supprimieren". Nach zwei bis drei Wochen entlarvt dann die Szintigraphie die weiterhin aktiven, also autonomen

Jodhaltige Medikamente

Der Arbeitskreis Jodmangel (Postfach 1541, 64505 Groß-Gerau) hat eine Broschüre zusammengestellt, die jodhaltige Präparate

Der heiße Knoten

Bei Jodmangel versucht die Schilddrüse, der Unterversorgung entgegenzuwirken, indem sie sich vergrößert. Sie will durch die Bildung

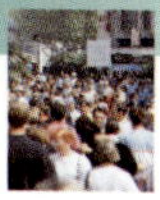

von mehr Gewebe besser in der Lage sein, jedes im Blut vorbeischwimmende Jodteilchen abzufangen. Solche Veränderungsprozesse haben auch immer zur Folge, dass sich Fehlfunktionen einschleichen. Fehlfunktion ist z. B. das Entstehen von Knötchen. Wenn das Gewebe beginnt, autonom, dass heißt selbstständig zu arbeiten, entsteht ein heißer Knoten, der unter Medizinern auch als „autonomes Adenom“ bezeichnet wird. Dieses Gebilde produziert ungezügelt so viele Schilddrüsenhormone, wie es Jod zum Aufbau erhält. Zur Erinnerung: Gesundes Schilddrüsengewebe ist ja dazu in der Lage, die Hormonproduktion an den Bedarf anzupassen.
Gefährlich ist die ungezügelte Produktion vor allem dann, wenn die Schilddrüse plötzlich wieder viel Jod erhält. In diesem Fall erhöhen sich schlagartig die Schilddrüsenhormonwerte im Blut, die Symptome der Überfunktion belasten Körper und Seele.
Ist jedoch die Schilddrüse vergrößert und die Schilddrüsenhormonmenge im Blut liegt trotzdem noch im normalen Bereich, ist der heiße Knoten noch latent, d. h. verborgen. Ab dem 40. Lebensjahr ist diese Situation nicht selten.

• Diagnose heißer Knoten

Den Beweis der Überfunktion liefern die Blutwerte. Das TSH, das Hormon der Hirnanhangdrüse, liegt zu niedrig. Die Schilddrüsenhormonwerte T_4 und T_3 sind erhöht. Ein oder mehrere Knoten, die schon im Ultraschall aufgefallen sind, zeigen sich im Szintigramm als überaktiver, roter Bezirk. Daher auch der Name heißer Knoten.
Dass ein heißer Knoten bösartig ist - dies ist die Diagnose Krebs -, kommt sehr, sehr selten vor.

• Disseminierte Autonomie

Die disseminierte Autonomie heißt übersetzt „verstreute Verselbstständigung“. Sie ist eine besondere Form des heißen Knotens. Genauer gesagt handelt es sich gar nicht mehr um einen oder mehrere heiße Knoten mit einer verselbstständigten Überfunktion. Vielmehr sind die auf Hochtouren arbeitenden Zellen wie Salzkörner über die Schilddrüse verstreut. Ansonsten gilt Gleiches wie beim heißen Knoten.

In der Szintigraphie ist die disseminierte Autonomie allerdings nicht leicht von der Überfunktion des Basedow (siehe später in diesem Kapitel) zu unterscheiden.

• Behandlung der Überfunktion bei heißen Knoten und der disseminierten Autonomie

Bei einem heißen Knoten und bei einer „disseminierten Autonomie" darf man kein Jod in größeren Mengen einnehmen, das könnte die Überfunktion verschlimmern. Jodiertes Speisesalz z. B. darf aber trotzdem weiter genommen werden. Behandelt wird zunächst mit bestimmten Medikamenten, welche die Schilddrüsenhormonproduktion bremsen. Diese Medikamente, vom Mediziner als „Thyreostatika" (Schilddrüsenblocker) bezeichnet, wirken schnell und verbessern das Befinden des Patienten bald. Sie können den heißen Knoten aber nicht beseitigen. Werden die Medikamente abgesetzt, wird also die Bremse sozusagen gelockert, arbeitet der Knoten wieder auf Hochtouren. Da die Thyreostatika aufgrund der möglichen Nebenwirkungen nicht zur Dauereinnahme geeignet sind, werden sie nur übergangsweise eingenommen. Am Ende der Behandlung steht auf jeden Fall eine Beseitigung des heißen Knotens, sei es durch eine Radiojodbehandlung, eine Operation oder evtl. auch eine Alkoholverödung, bei der durch das Einspritzen von hochprozentigem Alkohol die verselbstständigten Zellbereiche verödet und damit zerstört werden.

Alkoholverödung

Durch Einspritzen von hochprozentigem Alkohol können heiße Knoten der Schilddrüse zerstört werden. Die Behandlung ist relativ preiswert, allerdings auch schmerzhaft. Zwei- bis sechsmal muss sich der Arzt den Knoten vornehmen.

• Radiojodtherapie oder Operation bei Überfunktion?

Handelt es sich ausschließlich um ein Problem der Überfunktion, ist die Radiojodbehandlung sicher die elegantere Variante. Sie wirkt schonend und sicher und ist gefahrlos wiederholbar.

Wenn aber zusätzlich zur Überfunktion ein großer Kropf vorliegt und der zu erwartende Schrumpfeffekt zu gering ausfällt, wird der Arzt zur Operation raten. Ausnahmen sind hohe Narkoserisiken sowie Zweit- oder Drittoperationen, weil dann die Gefahr erhöht ist, den Stimmbandnerv zu verletzen.

Gibt es neben heißen Knoten auch kalte Knoten, von deren Gutartigkeit der Arzt nicht überzeugt ist, wird man beide Probleme nur

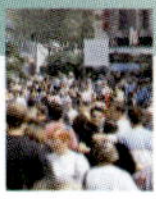

mit der Operation lösen können. Denn kalte Knoten nehmen ja kein Radiojod auf und können somit nicht mit einer Radiojodtherapie behandelt werden.

Morbus Basedow - autoimmunbedingte Überfunktion

Als ein Merkmal dieser Schilddrüsenüberfunktion galt lange Zeit das Hervortreten der Augäpfel (Exophthalmus). Zusammen mit dem Kropf und dem Herzjagen (Tachykardie) bildete diese drei Symptome die so genannte Merseburger Trias - die Hauptmerkmale der Basedowkrankheit. Heute geht die Erkenntnis jedoch in die Richtung, dass der hervortretende Augapfel eine zweite Erkrankung ist, die auch unabhängig vom Morbus Basedow auftreten kann.
Bei der Basedowkrankheit produziert das Immunsystem Abwehrstoffe gegen Strukturen der Schilddrüse. Diese so genannten Antikörper haben die Eigenschaft, TSH, das Hormon der Hirnanhangdrüse, zu imitieren und können die Schilddrüse ständig zur Hormonproduktion anheizen. Diese Form der Schilddrüsenüberfunktion ist wohl durch das Zusammenwirken vieler Faktoren bedingt: Genetische Veranlagung, immunologische Faktoren, aber auch Umweltgifte und psychosoziale Faktoren spielen eine Rolle. Wer aus einer Basedowfamilie stammt, ist viermal stärker gefährdet, diese Erkrankung zu bekommen als Menschen aus „Normalfamilien“. Frauen sind fünfmal öfter betroffen als Männer. Häufig bricht die Krankheit nach besonderen psychischen Belastungen aus.

• Augenbeschwerden bei der Basedowkrankheit

Etwa 2/3 der Basedowerkrankten leiden zusätzlich unter einer Veränderung der Augen. Man nennt dies „endokrine Orbitopathie“, was soviel wie drüsengesteuerte Augenerkrankung bedeutet. Es kommt zu Entzündungen und Aufquellungen in der Augenhöhle und an den Augenmuskeln. Das Fettgewebe hinter dem Augapfel vermehrt sich. Dadurch wird der Platz in der Augenhöhle eng und die Augäpfel werden herausgedrückt.
Die weiteren Beschwerden, die bei einer endokrinen Orbitopathie

auftreten können, variieren vom morgendlichen Augenödem, seltenem Lidschlag, Fremdkörpergefühl, Lichtempfindlichkeit, Bindehaut- und Hornhautentzündungen, verdickten Augenmuskeln, Doppelbildersehen bis hin zur Schädigung des Sehnervs.
Es wird diskutiert, ob diese Krankheit ebenfalls auf eine gestörte Immunfunktion zurückgeht. Dabei ist es unerheblich, ob sie zusammen mit einer Schilddrüsenüberfunktion oder als alleinige Krankheit auftritt, wie es bei 30 Prozent der Erkrankten der Fall ist.

Abb.13

Dalrymple-Zeichen: Beim Blick geradeaus ist die Sklera über dem Cornearand erkennbar

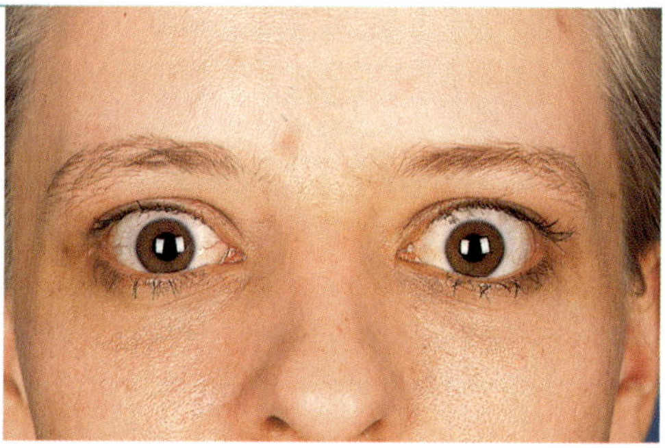

Abb.14

Graefe-Zeichen: Zurückbleiben des Oberlides beim Blick nach unten

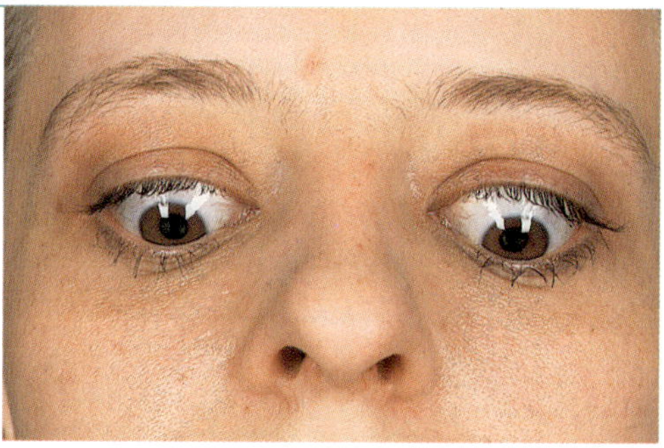

- **Mit Morbus Basedow kombinierte Autoimmunerkrankungen**

Neben der oben beschriebenen endokrinen Orbitopathie ist der Morbus Basedow bisweilen mit anderen Autoimmunerkrankungen wie Morbus Crohn (entzündliche Darmerkrankung), Vitiligo (Weißfleckenkrankheit der Haut) oder rheumatoider Arthritis (Gelenksentzündung) kombiniert. Außerdem findet sich manchmal eine gallertartige Schwellung vor dem Schienbein, die als Schleim- oder Myxödem bezeichnet wird.

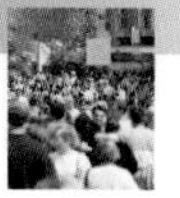

• Diagnose des Morbus Basedow

Neben den Kennzeichen einer Überfunktion wie erhöhten Werten der Schilddrüsenhormone T_3 und T_4 sowie erniedrigten Werten der Hirnanhangdrüsenhormone TSH zeigt sich im Blutbild eines Basedowkranken eine weitere Auffälligkeit: Die vom Körper gebildeten Abwehrstoffe (die Antikörper TR-AK, Tg-AK und TPO-AK) sind erhöht. Wenn keine Infektion vorliegt, bedeutet dies, dass der Körper seine Abwehr gegen sich selbst richtet und sich selbst schädigt. Dies ist bei jedem Autoimmunprozess der Fall, so auch beim Morbus Basedow.

In seltenen Fällen treten die Antikörper nicht ins Blut über und sind also nicht über das Blutbild zu ermitteln. Dann ist es für den Arzt schwierig, die Basedowüberfunktion von der disseminierten Autonomie zu unterscheiden. Er zieht in diesem Fall ein Ultraschallgerät zur Diagnose heran. Mitunter führt auch eine bestimmte Schilddrüsenentzündung, die Hashimoto-Thyreoiditis, anfangs zu einer Überfunktion und kann zunächst mit der Basedowkrankheit verwechselt werden .

• Die Behandlung der Überfunktion beim Basedow

Eine ursächliche Behandlung des Morbus Basedow ist derzeit nicht möglich, da die Entstehungsgeschichte der Krankheit den Medizinern immer noch viele Rätsel aufgibt. Jedenfalls ist es wichtig, erst einmal die Überfunktion der Schilddrüse zu stoppen. Dies geschieht medikamentös mit Schilddrüsenblockern (Thyreostatika). Des Weiteren muss Jod gemieden werden, da der Mineralstoff eine bestehende Überfunktion weiter anfachen kann. Wenn sich durch diese Maßnahmen die Werte der Schilddrüsenhormone wieder normalisieren, bessern sich meist - leider aber nicht immer - die Augenbeschwerden.

Sinnvoll ist es, trotz wieder normaler Schilddrüsenwerte die Thyreostatika insgesamt etwa ein Jahr lang einzunehmen. Denn es hat sich gezeigt, dass damit auf noch unerklärliche Weise auch der Autoimmunprozess gestoppt werden kann.

Um irgendwann ganz ohne die Thyreostatika auszukommen, setzt man das Medikament in einer stressfreien, stabilen psychischen

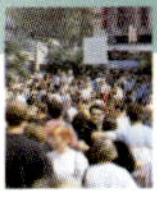

Phase ab. Etwa 20 Prozent der Menschen bleiben anschließend gesund. Wichtig sind regelmäßige Nachkontrollen, damit ein eventueller Rückfall, auch nach Monaten oder Jahren, rechtzeitig erkannt wird. Flackert die Überfunktion wieder auf, wird die Schilddrüse doch operiert oder mit Radiojod behandelt werden müssen.
Der Operation ist dann der Vorzug zu geben, wenn ein großer Kropf gewachsen ist, der vielleicht schon Luft- und Speiseröhre verengt, oder wenn gleichzeitig kalte Knoten vorliegen. Derzeit wird geprüft, ob Basedowpatienten, die gleichzeitig unter einer Augenveränderung (endokrine Orbitopathie) leiden, von einer Operation mit kompletter Schilddrüsenentfernung hinsichtlich der Augenprobleme profitieren. Wird aber eine Radiojodbehandlung vorgezogen, wird der Arzt übergangsweise die kranken Augen durch Cortison schützen.

• Behandlung der Augen bei endokriner Orbitopathie

Sie wissen jetzt, dass sich bei einer bestimmten Schilddrüsenüberfunktion, dem Morbus Basedow, auch eine Augenerkrankung einstellen kann. Bagatellisieren Sie daher die Beschwerden nicht. Für den behandelnden Arzt ist das Auftreten von Augenbeschwerden möglicherweise von Bedeutung, um über die Dauer der Gabe von Thyreostatika zu entscheiden. Bei gravierenden Problemen wird er mit entzündungshemmenden Mitteln wie Cortison gegensteuern. Er kann auch eine Bestrahlung der Augenhöhle von außen in Erwägung ziehen oder mit einer Operation korrigierend eingreifen.
Sind Sie empfindlich gegenüber hellem Licht geworden oder stellt sich ein permanentes Fremdkörpergefühl ein, sollten Sie zusätzlich einen Augenarzt zu Rate ziehen, denn Sie brauchen eine getönte Brille, künstliche Augentränen oder Gel, das die Tränenflüssigkeit ersetzt. Bei Lidschwellungen ist es sinnvoll, mit erhöhtem Kopfkissen zu schlafen, um den Lymphabfluss zu verbessern.

• Regeln für den Basedowpatienten

Oberstes Gebot ist Schonung, Erholung und Stressabbau. Dies können Sie mit einer vitaminreichen Ernährung unterstützen. Alles was reizt, sollten Sie meiden. Also keine Reiztherapien, keine Sauna, keine

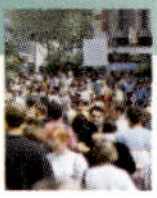

ausgedehnten Sonnenbäder oder Solariumsbesuche. Verzichten Sie auf Kneippanwendungen, Thermalbäder, Jod, Kaffee, Alkohol und Nikotin.
Rauchen erhöht Ihr Risiko, eine endokrine Orbitopathie zu erleiden, um das siebenfache. Der Verlauf der Augenerkrankung ist bei Rauchern schwerer und eine erfolgreiche Behandlung wird behindert.

Morbus Basedow

Basedow bedeutet mehr als nur eine Überfunktion der Schilddrüse. Häufig ist sie kombiniert mit anderen autoimmun bedingten Erkrankungen. Es gibt aber auch spontane Heilungen.

Zysten

Zysten sind flüssigkeitsgefüllte Hohlräume. Sie können auch in der Schilddrüse auftreten. Durch eine Punktion lassen sie sich entleeren. Die kleinen Zysten braucht man meist nur einmal zu punktieren. Danach muss man sie mit Ultraschall weiterhin beobachten. Die großen Zysten neigen leider dazu, sich wieder zu füllen. Wenn dies geschieht, wird der Arzt dem Patienten eine Operation vorschlagen.
Selten kann auch eine bösartige Schilddrüsengeschwulst (Schilddrüsenkarzinom) eine Zyste produzieren, daher werden die Zellen des Zysteninhalts genau untersucht.

Schilddrüsenentzündung - Thyreoiditis

Die am häufigsten auftretende Entzündung, die Hashimoto-Thyreoiditis, entsteht durch die Antikörper des eigenen Immunsystems. Aber auch Bakterien, Viren oder Pilze können eine Entzündung auslösen. Im Folgenden finden Sie mehr zu den einzelnen Entzündungen.

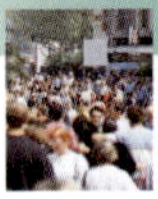

Schilddrüsenentzündung durch Krankheitserreger

Subakute Schilddrüsen-entzündung

Diese Form der Entzündung verläuft meist kurzzeitig vorübergehend und spontan heilend.

Viren, Bakterien oder Pilze können zur Entzündung der Schilddrüse führen. Wie bei grippalen Infekten fühlt man sich zunächst krank und wird fiebrig. Bei der Virusentzündung, auch subakute oder De-Quervain-Entzündung genannt, strahlen die Schmerzen in den Kiefer oder die Ohren aus. Es gibt sehr milde, aber auch sehr schwere Verläufe. Bei den Entzündungsprozessen wird Schilddrüsengewebe vernichtet. Gespeicherte Hormone werden schlagartig ins Blut freigesetzt. So äußert sich auch die Entzündung in einer Erhöhung der Schilddrüsenwerte im Blut, die jedoch vorübergehend ist. Nur selten geht der Zerstörungsprozess so weit, dass sich letztendlich eine Unterfunktion einstellt.

• Diagnose der Thyreoiditis

Die Diagnose der Schilddrüsenentzündung durch Krankheitserreger beginnt mit einer Blutuntersuchung, bei der die Blutsenkungsgeschwindigkeit bestimmt wird. Mitunter versucht der Arzt mit einer Feinnadelpunktion zu klären, wodurch die Entzündung verursacht ist. Dabei entnimmt er mittels einer feinen Nadel Gewebe aus der Schilddrüse, das er anschließend mikroskopisch untersucht.

• Behandlung der Thyreoiditis

Bettruhe und fiebersenkende Schmerzmittel werden verordnet. Es gibt spezielle Medikamente, die gegen Bakterien oder Pilze wirken. Sammelt sich Eiter in Form eines Abszesses an, muss schon mal der Chirurg helfen. Es steht hier die Behandlung der Entzündung im Vordergrund. Dabei kommen je nach Schweregrad Medikamente mit den Wirkstoffen ASS, Diclophenac oder Cortison als stärkstes entzündungshemmendes Mittel zum Einsatz.
Virale Infekte können sehr hartnäckig sein und immer wieder Rückfälle hervorrufen. Krankheitsverläufe bis zu einem Jahr sind möglich, aber selten. Bei den Entzündungen ist die Einnahme von Jod zu vermeiden.

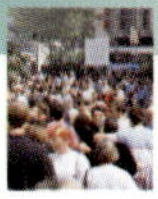

Chronische Schilddrüsenentzündung - Hashimoto-Thyreoiditis

Die Hashimoto-Thyreoiditis, die den Namen ihres japanischen Entdeckers trägt, ist eine Schilddrüsenentzündung, die sich schleichend über Jahre hinweg entwickelt. Manchmal wird sie auch als chronische lymphozytäre Schilddrüsenentzündung oder Autoimmunthyreoiditis bezeichnet. Diese Krankheit bildet sich aus, weil das eigene Immunsystem fehlerhaft arbeitet. Es produziert fälschlicherweise Abwehrstoffe (Antikörper), die die eigenen Schilddrüsenzellen schädigen und so eine chronische Entzündung verursachen. Diese Antikörper lassen sich in der Blutuntersuchung nachweisen.
Nach einiger Zeit führt der Zerstörungsprozess zur Funktionsminderung der Schilddrüse, also zur Unterfunktion mit typischen Symptomen. Glücklicherweise kann mit Schilddrüsenhormontabletten die Unterfunktion ausgeglichen werden, obwohl die Fehlerquelle im Immunsystem (noch) nicht behandelbar ist.

Schilddrüsen-unterfunktion

Anzeichen dieser Störung sind zum Beispiel: Lustlosigkeit, Müdigkeit, Depressionen, Kälteempfindlichkeit, trockene Haut, langsamer Puls, Gewichtszunahme,

• Ursachen der Hashimoto-Thyreoiditis

Die Ursachen für diese Fehlleistung des Immunsystems sind bisher noch nicht geklärt. Sicher ist, dass die Anlage, an der Hashimoto-Thyreoiditis zu erkranken, vererbt wird. Frauen sind viel häufiger betroffen als Männer. Als Auslöser kommen eventuell hormonelle Umstellungsphasen, Stress, Infektionen oder Umweltgifte in Betracht. Meist bricht die Erkrankung zwischen dem 40. und 50. Lebensjahr aus, selten erkranken schon Kinder. In Ländern mit Jodmangel wird diese Autoimmunerkrankung weniger häufig beobachtet als in solchen mit guter Jodversorgung.

• Krankheitsverlauf und Symptome bei der Hashimoto-Thyreoiditis

Meist entwickelt sich die Hashimoto-Thyreoiditis über einen längeren Zeitraum - mitunter etliche Jahre - unbemerkt. In dieser Zeit produziert das eigene Immunsystem immer mehr Abwehrstoffe (Antikörper), welche die Schilddrüse schädigen. Es gibt zwei Varianten dieser Krankheit. Bei der einen Form vergrößert sich die Schilddrüse (hypertrophische Form), bei der anderen schrumpft sie allmählich (atrophische Form).

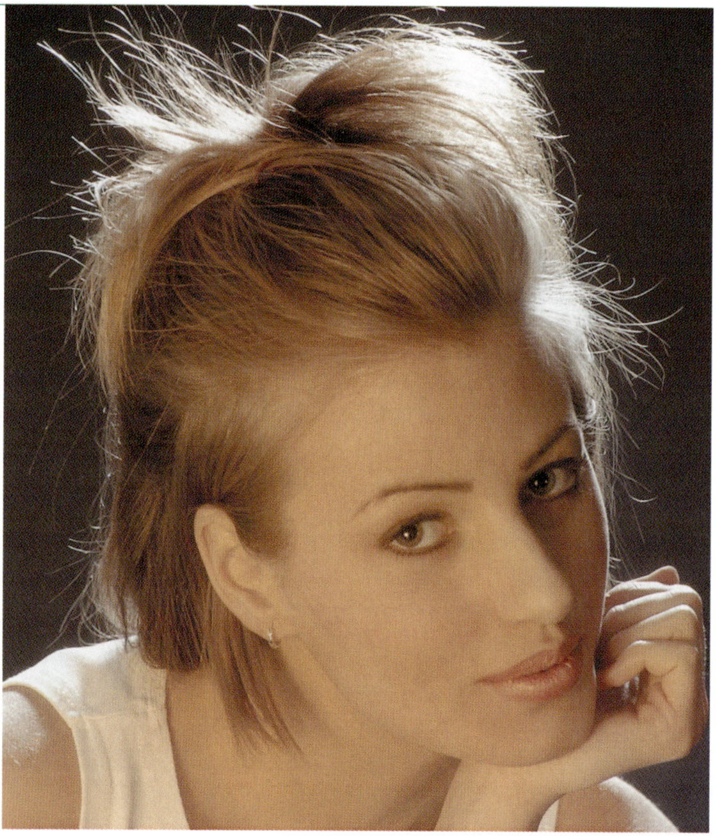

Abb.15

Irgendwie verändert? Vielleicht ist's die Schilddrüse.

Manchmal verspüren die Betroffenen ein leichtes Druckgefühl im Halsbereich. Wenn der Zerstörungsprozess dazu führt, dass die Schilddrüse nicht mehr ausreichend Hormon T_3 und T_4 produzieren kann, kommt es zur Unterfunktion. In der Übergangsphase, also in der Zeit vom Beginn der Schädigung der Schilddrüse durch die Antikörper bis zur Entwicklung einer echten Unterfunktion, fühlen sich viele Patienten unwohl. Sie beschreiben den Zustand oft so, dass sie „irgendwie verändert“ sind. Ihre Psyche ist labil, sie sind wenig belastbar und bemerken weitere für eine Unterfunktion typische Symptome wie Gewichtszunahme oder Haarausfall.

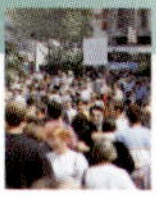

• Diagnose der Hashimoto-Thyreoiditis

Wie findet der Arzt heraus, ob eine Hashimoto-Thyreoiditis besteht? Mit folgenden Untersuchungen kann er die Diagnose stellen:

- Blutuntersuchung
- Sonographie (Ultraschall und farbkodierte Dopplersonographie)
- Szintigramm
- Feinnadelpunktion.

Zunächst beginnt die Diagnose mit der Blutuntersuchung, um die Hormone der Hirnanhangdrüse (TSH-Wert) und der Schilddrüse (T_3 und T_4) zu bestimmen. Bei einer versteckten (latenten) Unterfunktion ist der TSH-Wert erhöht, die Schilddrüsenhormone T_3 und T_4 sind noch normal. Bei der manifesten (erkennbaren) Unterfunktion ist der TSH-Wert erhöht, die Werte für T_3 und T_4 sind zu niedrig. Die Antikörper (TPO-AK und Tg-AK), welche die Schilddrüse schädigen, lassen sich in den meisten Fällen auch im Blut nachweisen.

TSH

Mit dem Hormon TSH (Thyreoidea stimulierendes Hormon, also ein die Schilddrüse stimulierender Botenstoff) steuert die Hirnanhang-drüse die Produktion der Schilddrüsenhormone.

T_3 und T_4

Das sind die Abkürzungen für die beiden Schilddrüsenhormone, die im Blut zirkulieren. Am besten lässt man die freien, nicht an Trägereiweiße gebundenen Hormone bestimmen: fT_4 und fT_3.

Weitere Diagnosemöglichkeiten besitzt der Arzt, indem er die Schilddrüse mit verschiedenen Ultraschallverfahren untersucht und ein Szintigramm erstellt. Lässt sich durch all diese Untersuchungen die Diagnose nicht sicher stellen, kann er im Zweifelsfall mit einer Feinnadelpunktion die Entzündung nachweisen. Hierfür entnimmt er ähnlich wie bei einer Blutentnahme etwas Zellmaterial aus der Schilddrüse.

• Therapie der Hashimoto-Thyreoiditis

Die eigentliche Ursache der Hashimoto-Thyreoiditis, die Fehlleistung des Immunsystems, lässt sich bislang nicht beheben. Die resultierende Schilddrüsenunterfunktion kann jedoch einfach mit der Gabe von Schilddrüsenhormonen kuriert werden. Haben sich die relevanten Hormonwerte TSH, T_3 und T_4 normalisiert, sind auch die weiterhin im Blut vorhandenen Antikörper nicht beunruhigend.
Die Schilddrüsenhormone müssen lebenslang eingenommen werden. Neuere Untersuchungen lassen vermuten, dass eine Hormon-

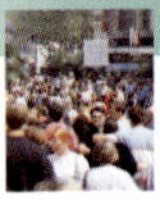

einnahme auch dann sinnvoll ist, wenn keine gravierende Unterfunktion vorliegt. Denn schon in der Vorphase einer Hashimoto-Erkrankung leiden viele Betroffene an Symptomen wie Müdigkeit, Leistungsverlust, Gewichtszunahme, seelischer Verstimmtheit oder Gelenkbeschwerden.

Jod sollte vermieden werden, da das Mineral eine direkte Wirkung auf das Immunsystem hat. Erfahrungen zeigen, dass es bei Hashimoto-Kranken das Immunsystem ungünstig beeinflusst. Das Jod in der normalen Ernährung ist dabei so gering dosiert, dass es unbedenklich aufgenommen werden kann. Anders sieht es aus bei bestimmten Medikamenten, Jodtabletten, Seefisch und vor allem Salzwasseralgen.

Neuere Studien haben gezeigt, dass Selen in der Behandlung der Hashimoto-Thyreoiditis positive Effekte erzielt. So sinken die Antikörper unter Einnahme dieses Radikalfängers. Da Selen ähnlich wie Jod in unserer Ernährung unzureichend enthalten ist, scheint es sinnvoll, dass Hashimotoerkrankte Selen ergänzen. Damit keine Überdosierungen auftreten, sollten regelmäßige Blutuntersuchungen dies überprüfen.

INFO

Mehr zu jodhaltigen Medikamenten finden Sie im Servicebereich

Tipp

Keinen Stress für das Immunsystem

Bei einer Hashimoto-Thyreoiditis sollte das Immunsystem auf keinen Fall gereizt oder stimuliert werden. Verzichten Sie bei dieser Erkrankung auf Echinacea-Präparate oder anderen Reiztherapien. Sinnvoll für die Stabilität des Immunsystems sind regelmäßige Entspannung und Stressabbau.

• Partnererkrankungen bei einer Hashimoto-Thyreoiditis

Patienten, die an einer Autoimmunerkrankung der Schilddrüse leiden, tragen ein erhöhtes Risiko, weitere Autoimmunerkrankung zu bekommen und umgekehrt. Daher sollte jeder, der eine Autoimmunerkrankung hat, sich aufmerksam auf Anzeichen für weitere Immunkrankheiten beobachten.

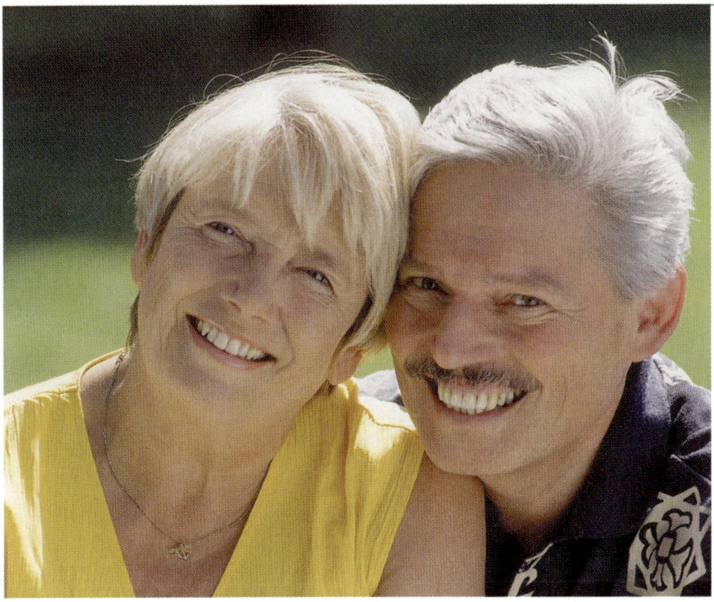

Abb.16

War die Schilddrüse der Grund für Lustlosigkeit und Interesselosigkeit in der Beziehung, dann geht's nach der richtigen Diagnose bald wieder aufwärts mit der Liebe.

Hinter folgenden Symptomen können Autoimmunerkrankungen stehen: Muskel-, Gelenk- und Verdauungsbeschwerden, Haar- und Hautprobleme, Zyklus- und Schlafstörungen, Müdigkeit und Blutarmut. Möglicherweise muss der Arzt hier auch an eine Gelenkentzündung (rheumatoide Arthritis), die Weißfleckenkrankheit der Haut (Vitiligo), die Zuckerkrankheit (Diabetes mellitus Typ I) oder eine chronische Magenschleimhautentzündung denken. Wenn Ihre Schilddrüsenunterfunktion gut behandelt ist, Beschwerden aber hartnäckig weiter bestehen, sollten Sie Ihren Arzt darauf ansprechen.

Schilddrüsenentzündung nach der Schwangerschaft

Etwa 10 Prozent der Frauen leiden nach der Schwangerschaft unter einer Schilddrüsenfunktionsstörung, die sich in einer kurzzeitigen Überfunktion und einer anschließenden Unterfunktion äußern kann. Dieses Phänomen, das meist innerhalb von drei bis zwölf Monaten nach der Niederkunft von alleine verschwindet, wird durch Immunprozesse erklärt. Somit zählt die Störung ebenfalls zu den Schild-

drüsenentzündungen. Weil sie meist erst nach der Geburt entsteht, wird sie als „postpartale Thyreoiditis“ bezeichnet.
Meist ist keine Behandlung notwendig. In seltenen Fällen mündet die Erkrankung in einer bleibenden Unterfunktion. Diese Frauen müssen dann Schilddrüsenhormone einnehmen. Eine ursächliche Therapie gegen die Antikörper, welche die Entzündung verursachen, gibt es auch hier nicht. Beschwerden einer vorübergehenden Überfunktion können mit Beta-Blockern gemildert werden.

Riedel-Kropf

Es gibt noch eine sehr seltene Entzündungsvariante, die überwiegend bei Frauen mittleren Alters auftritt - die Riedel-Schilddrüsenentzündung (Riedel-Thyreoiditis). Sie führt zu einem rasch wachsenden eisenharten, knotigen Kropf. Im fortgeschrittenen Zustand kommt es zur Unterfunktion. Da der Riedel-Kropf seine Umgebung einzuengen droht und oft mit dem Umgebungsgewebe verbäckt, muss er chirurgisch entfernt werden.

Schilddrüsenentzündung nach der Radiojod- oder Strahlenbehandlung

Nach Radiojodtherapien oder äußerlichen Strahlenbehandlungen der Halsregion kann es zu einer Entzündung der Schilddrüse kommen. Diese ist vorübergehend. Mit Kühlung und entzündungshemmenden Medikamenten klingt sie rasch ab. In der Regel gibt es keine Langzeitschäden.

Lebensbedrohliche Zustände bei Über- und Unterfunktionen

Bei manchen Patienten verschlechtert sich eine Unter- oder Überfunktion der Schilddrüse so rapide, dass ein richtiger Krisenzustand eintreten kann, der mitunter sogar zum Tode führt. Dies ist z. B. der Fall bei einer thyreotoxischen Krise. Übersetzt bedeutet das in etwa

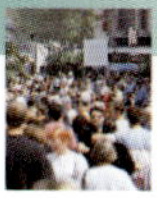

„schilddrüsenvergiftete Krise“. Dies ist die schwerste Verlaufsform einer Überfunktion. Sie kommt bei einem verselbstständigten Arbeiten der Schilddrüse (Autonomie) und bei immunbedingten Überfunktionen vor und wird am häufigsten durch eine hohe Jodzufuhr (z. B in Form von Röntgenkontrastmitteln) verursacht, die Wochen zurückliegen kann.
Der Schilddrüse beginnt plötzlich und unerwartet mit einer Höchstproduktion und überschwemmt den Körper innerhalb von Stunden oder Tagen mit Schilddrüsenhormonen. Im ersten Stadium beginnt das Herz mit mehr als 150 Schlägen pro Minute zu rasen. Unruhe, Durchfälle, Zittrigkeit und eine erhöhte Körpertemperatur stellen sich ein. Im zweiten Stadium treten Bewusstseinsstörungen auf, bis der Patient im dritten Stadium ins Koma fällt. Der Patient wird auf der Intensivstation behandelt.
Das Koma kann sich auch bei einer krisenhaften Unterfunktion einstellen. Bleibt eine Unterfunktion lange Zeit unbehandelt - dies droht vor allem älteren Menschen, weil die mit der Unterfunktion einhergehenden Symptome fälschlicherweise als Altersdemenz gedeutet werden -, können die Körperfunktionen fast vollständig zum Erliegen kommen. Die Körpertemperatur sinkt unter 30 Grad Celsius, das Herz schlägt nur noch weniger als 50-mal pro Minute, die Atmung ist auf fünf Atemzüge in der Minute reduziert. Aus einem solchen Zustand, der als hypothyreotisches Koma bezeichnet wird, kann ein Patient ebenfalls nur auf der Intensivstation gerettet werden.

Tumoren

Auch bei der Schilddrüse gibt es gut- und bösartige Geschwülste (Tumoren). Die gutartigen heißen Adenome. Wenn ein solches Adenom im Übermaß Hormone produziert, ist es ein heißer Knoten und bereitet die Probleme der Überfunktion.
Bei den bösartigen Tumoren handelt es sich fast immer um Karzinome. Ganz selten finden sich andere bösartige Tumoren, die z. B. von den Lymphzellen ausgehen. Der Schilddrüsenkrebs ist selten. Unter 100000 Einwohnern erkranken daran pro Jahr etwa zwei bis drei Menschen.

Nach der Art des Krebsgewebes unterteilen die Mediziner den Schilddrüsenkrebs in folgende Befunde:
Warzenartiges (papilläres) Karzinom
Bläschenartiges (follikuläres) Karzinom
Markiges (medulläres) Karzinom (= C-Zell-Karzinom)
Undifferenziertes (anaplastisches) Karzinom.

Die verschiedenen Geschwülste kommen unterschiedlich häufig vor:

	Papilläres Karzinom	*Medulläres Karzinom*	*Follikuläres Karzinom*	*Anaplastisches Karzinom*
Häufigkeit	*50 - 80 %*	*20 - 40 %*	*4 - 10 %*	*2 %*

Das anaplastische Karzinom gilt als sehr bösartig. Für die anderen Arten, besonders für das papilläre Karzinom, sind die Heilungschancen gut. Entscheidend ist auch, wie gut der Körper auf die Behandlung anspricht und wie frühzeitig der Tumor entdeckt wurde.
Der Schilddrüsenkrebs kann Tochtergeschwülste (Metastasen) bilden. Dabei verbreiten sich entartete Schilddrüsenzellen über das Blut zuerst in die Lunge und das Skelett oder über die Lymphbahnen in die Lymphknoten der Umgebung.

• Warnzeichen für Schilddrüsenkrebs

Frühwarnzeichen gibt es praktisch nicht. Die Schilddrüsenhormonproduktion leidet nicht, so dass die Schilddrüsenwerte im Blut trotz der Krebserkrankung normal bleiben. Schmerzen, Heiserkeit, derbe Knoten, verdickte Halslymphknoten oder Schluckbeschwerden sind meist schon Probleme fortgeschrittener Stadien.
Verdächtig ist ein schnell wachsender Knoten, vor allem wenn er bei Kindern und Jugendlichen oder bei älteren Menschen auftritt. Besonders gefährdet sind über sechzigjährige Männer. Auffällig dicke Halslymphknoten und eine unbewegliche Schilddrüse, die sich bei Schluckbewegungen nicht verschiebt, deuten ebenfalls u. U. auf einen Schilddrüsenkrebs hin.
Im Blut kann nur eine Sonderform des Schilddrüsenkrebses, das medulläre (C-Zell-) Karzinom am hohen Kalzitoninspiegel erkannt werden.

Einige Schilddrüsenkarzinome treten familiär gehäuft auf. Dieses erhöhte Risiko können die Familienmitglieder eines an Schilddrüsenkrebs Erkrankten als Chance auffassen. Die Karzinome können nämlich durch eine genetische Untersuchung entdeckt und somit frühzeitig behandelt werden. Damit beträgt die Heilungschance bis zu 100 Prozent.

• Ursachen von Schilddrüsenkrebs

Wie bei jeder Krebsentstehung wirken beim Schilddrüsenkrebs viele Faktoren zusammen. Ein hohes Risiko entsteht durch Radioaktivität. Diese kann z. B. durch Bestrahlung der Halsregion wegen anderer Erkrankungen an die Schilddrüse gelangen. Ein besonderes Risiko für die Schilddrüse ist auch durch das Reaktorunglück in Tschernobyl entstanden. Radioaktives Jod (J^{131}), das bei Reaktorunfällen freigesetzt wird, kann viele hundert Kilometer weit auf dem Luftwege transportiert werden. Es wird in der Schilddrüse gespeichert und kann sich dort hoch konzentrieren. Deshalb ist diese Drüse bei einem radioaktiven Unfall besonders für einen Tumor anfällig.
Die Radiojodbehandlung verursacht hingegen keinen Schilddrüsenkrebs.

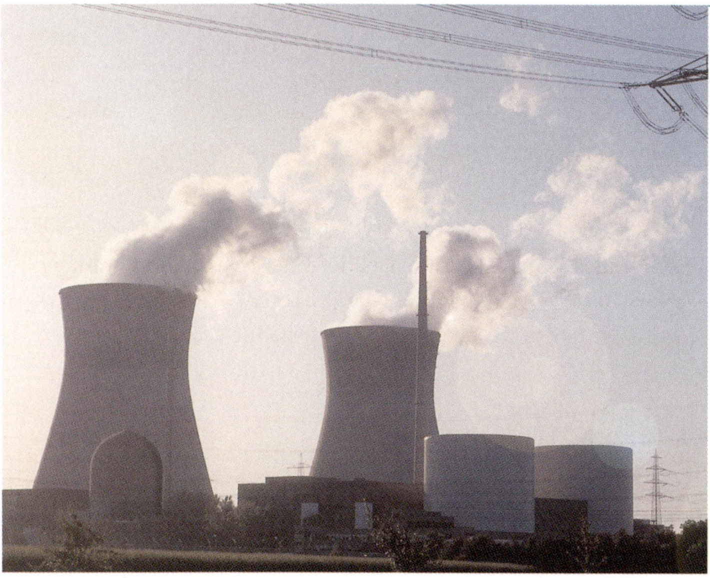

Abb.17

Spätestens 2 Stunden nach einem Reaktorunfall muss hochdosiertes Jod eingenommen werden.

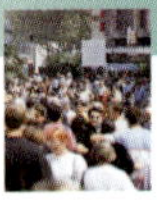

Notfallmaßnahme bei einem Reaktorunfall

Gegen die allgemeine Strahlenbelastung ist man natürlich machtlos, aber gegen eine besonders häufige Spätfolge von Reaktorunfällen ist eine Vorbeugung möglich. Man kann die Anreicherung von radioaktivem Jod in der Schilddrüse verhindern, indem man der Schilddrüse sofort bei einem Unfall „normales" hochdosiertes Jod zuführt. Damit ist sie jodgesättigt und ist blockiert für radioaktives Jod. Die empfohlene Menge nach einem Unfall beträgt 100 Milligramm Jod. Diese Dosis ist 500-mal höher als der durchschnittliche tägliche Jodbedarf von 200 Mikrogramm.
Wichtig ist die rechtzeitige Einnahme. D. h. kurz vor, aber nicht später als zwei Stunden nach dem Einatmen der jod-radioaktiven Luft sollte man die erforderliche Menge an Jodtabletten geschluckt haben. Die öffentlichen Behörden oder der Arzt fordern im Katastrophenfall zur Jodeinnahme auf. Die Bundesregierung hat Joddepots eingerichtet. Da schnelles Handeln in diesem Fall das Erkrankungsrisiko vermindert, empfahl z. B. der Vorsitzende des Berufsverbandes der Allgemeinärzte (BDA) Professor Klaus-Dieter Kossow, sicherheitshalber mit einem eigenen Vorrat an diesen speziellen, hoch dosierten Jodtabletten die öffentliche Vorsorge zu ergänzen.
Die Weltgesundheitsorganisation und die Strahlenschutzkommission empfehlen diese Vorsichtsmaßnahme allen Personen zwischen 0 und 45 Jahren. Da bei über 45-Jährigen das Risiko steigt, durch hohe Jodmengen eine Schilddrüsenüberfunktion auszulösen, wird die „Tschernobyltablette" ab diesem Alter nicht mehr pauschal empfohlen. Kinder erhalten in verschiedenen Lebensaltern unterschiedliche Joddosen. Auch Schwangeren und Stillenden wird eine Jodblockade empfohlen.

• Diagnose von Schilddrüsenkrebs

Da es praktisch keine Frühwarnzeichen gibt, stehen die bildgebenden Verfahren bei der Krebsdiagnose im Vordergrund: Ultraschall der

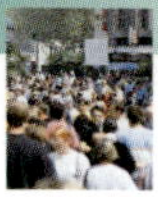

Schilddrüse mit Feinnadelpunktion suspekter Knoten, Szintigraphie der Schilddrüse, Röntgenuntersuchung, Computertomographie (CT), Magnetresonanztomographie (MRT) oder die Positronen-Emissions-Tomographie (PET) bieten die Möglichkeit, ein Tumorwachstum in der Umgebung der Schilddrüse zu erkennen.

Besonders bedenklich sind unscharf begrenzte und echoarme Knoten im Ultraschall. Im Szintigramm wird geklärt, ob der Knoten kalt oder heiß ist. Die Feinnadelpunktion liefert Hinweise auf die Gewebestruktur des Knotens. Im Zweifelsfall muss die operative Knotenentnahme die Situation klären.

MRT

Magnetresonanztomographie oder Kernspintomographie. Ähnlich wie bei der Computertomographie wird der Körper in Schichten abgebildet, allerdings mithilfe von Magnetfeldern.

PET

Positronen-Emissions-Tomographie. Dies ist ein nuklearmedizinisches bildgebendes Verfahren, das ein sehr genaues Bild ergibt. Es wird zur Diagnose bei Tumorerkrankungen und in der Herz- und Hirndiagnostik eingesetzt.

• Behandlung von Schilddrüsentumoren

Bei bösartigen Geschwülsten wird die Schilddrüse operativ entfernt. Kann das Krebsgewebe Jod speichern, so werden Restgewebe oder Metastasen über Radiojodbehandlungen zerstört. Die chemotherapeutische Zerstörung von Tumorzellen und Bestrahlung von außen sind Zusatzmaßnahmen, wenn die Operation alleine nicht ausreicht.

• Therapie bei papillären und follikulären Karzinomen

Diese beiden Geschwulstarten unterscheiden sich von den anderen dadurch, dass das entartete Gewebe genauso wie normales Schilddrüsengewebe Radiojod speichern kann. Diese Eigenschaft hat Auswirkungen auf die Therapie.

Zuerst werden, wie bei allen Schilddrüsentumoren, die gesamte Schilddrüse und die zentralen Lymphknoten entfernt. Sind weiter weg gelegene Lymphknoten ebenfalls befallen, müssen auch diese herausgenommen werden. Nur beim papillären Mikrokarzinom, das kleiner als 1 Zentimeter ist, muss nicht unbedingt die gesamte Schilddrüse entfernt werden.

Jetzt besteht die Chance für eine gut verträgliche Begleittherapie. Weil das eventuell verbliebene Restschilddrüsengewebe sowie Metastasen und Tumorreste meist dazu in der Lage sind, Jod aufzunehmen, können sie mit der Radiojodtherapie zerstört werden.

• Therapie des anaplastischen Karzinoms

Dieser seltene Tumor wächst schnell zerstörerisch ins Nachbargewebe. Er wird auch als undifferenzierter Knoten bezeichnet, weil das Tumorgewebe keine Ähnlichkeit mit dem Schilddrüsengewebe hat und somit völlig funktionslos ist. Es kann also kein Jod speichern, sodass eine Radiojodbehandlung nicht hilft.
Daher muss bei dieser Diagnose sofort operiert werden. Weil die Gefahr besteht, dass der Tumor schon Zellen gestreut hat, wird meist zusätzlich eine Chemotherapie und/oder eine Strahlentherapie von außen (perkutane Bestrahlung) durchgeführt. Vor allem wenn ein Karzinom weit fortgeschrittenen ist, werden Medikamente eingesetzt, die das weitere Wachstum und die Zellteilung verhindern sollen. Wenn das Tumorwachstum schon die Lymphknoten und Lymphbahnen erreicht hat, kann durch eine Bestrahlung von außen versucht werden, Krebsgewebe, Lymphknoten und Lymphbahnen zu veröden und eine weitere Ausbreitung zu verhindern.

• Therapie des C-Zell-Karzinoms

Das C-Zell- oder medulläre Karzinom geht von den C-Zellen der Schilddrüse aus, welche das Hormon Kalzitonin produzieren. Kalzi-

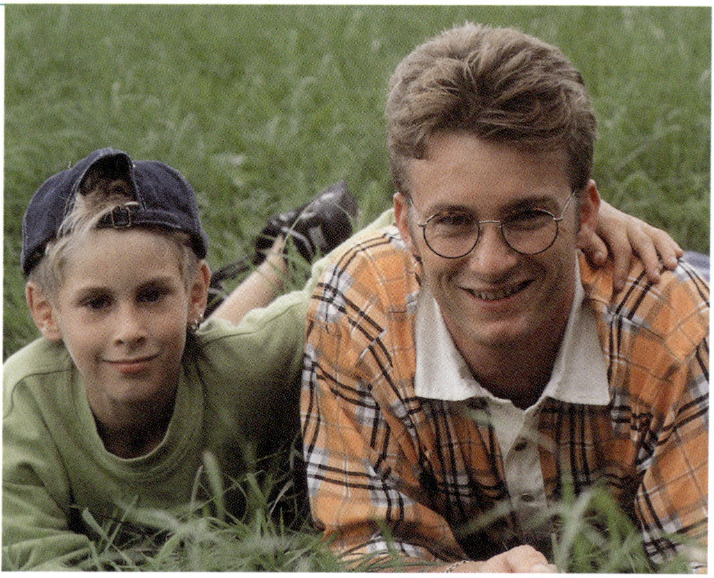

Abb.18

Kinder können von der vererbbaren Form des C-Zell-Karzinoms betroffen sein.

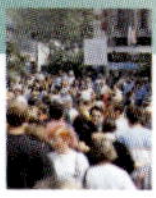

tonin ist wichtig im Kalzium- und Knochenstoffwechsel. Ein erhöhter Kalzitoninspiegel im Blut, eventuell nach einem Stimulationstest, lenkt den Verdacht auf ein medulläres Karzinom. Es gibt eine vererbbare und eine nicht vererbbare Form. Das C-Zell-Karzinom kann gleichzeitig in Kombination mit anderen Tumoren der inneren Drüsen auftreten.

Nach der Entdeckung eines solchen Karzinoms werden auch hier radikal die Schilddrüse und die Halslymphknoten entfernt. Auch das C-Zell-Karzinom nimmt kein Radiojod auf, sodass sich diese Behandlung erübrigt und stattdessen mit „Strahl" und „Chemo" nachbehandelt wird.

Familienscreening

Ist ein Familienmitglied von der vererbbaren Form des C-Zell-Karzinoms betroffen, besteht für die direkten Blutsverwandten die Möglichkeit eines „Familienscreenings". Dabei werden vor allem die Kinder daraufhin untersucht, ob sie den gleichen Gendefekt wie der betroffene Elternteil besitzen. In diesem Fall ist die Gefahr groß, dass bei ihnen ebenfalls die vererbbare Form des C-Zell-Karzinoms ausbricht. Solchen Kindern kann u. U. die Schilddrüse vorsorglich entfernt werden, noch bevor ein Karzinom entsteht.

Nachsorge nach der Krebsoperation

Nach einer Entfernung der Schilddrüse muss der Patient lebenslang Schilddrüsenhormontabletten einnehmen. Bei Krebsoperationen besteht auch eine erhöhte Gefahr, die Nebenschilddrüsen zu verletzen und somit Probleme im Kalziumstoffwechsel hervorzurufen. Deshalb sollte nach einer Schilddrüsenkrebsoperation eine Zeit lang die Kalziumkonzentration im Blut beobachtet werden. Möglicherweise muss auch Kalzium zusätzlich verabreicht oder seine Aufnahme durch Vitamin D-Gaben verbessert werden.

Ultraschall, Röntgen, die bildgebenden Verfahren CT, PET und MRT sowie Ganzkörperszintigraphien (um Tochtertumoren zu entdecken)

Ganzkörper-szintigraphie

Hierfür erhält der Patient ein schwach radioaktives Jod. Dann wird mit einem speziellen Messgerät der ganze Körper gemessen und abgebildet. Finden sich verstreu-te (funktionierende) Schild-drüsenzellen im Körper, weil der Tumor schon gestreut hat, sind diese Metastasen auf dem Szintigramm zu erken-nen.

gehören zum Nachsorgeprogramm. Es wird in halb- bis einjährigen Abständen durchgeführt. Auch die Blutuntersuchungen sind sehr wichtig. Einen Hinweis, ob sich noch irgendwo arbeitende Schilddrüsenzellen befinden, gibt z. B. die Bestimmung von Thyreoglobulin im Blut. Dies ist das Speicherweiß in den Schilddrüsenbläschen, das einen Vorrat an Schilddrüsenhormonen bindet. Wurde die Schilddrüse komplett entfernt, kann man auch kein Thyreoglobulin mehr finden.

In der Nachsorge einer Operation eines C-Zell-Karzinoms wird besonders der Wert des Hormons Kalzitonin im Blut beobachtet. Es gilt als Tumormarker und muss nach erfolgreicher Therapie bei Null liegen.

Zusammenfassung

Schnell informiert

„Erkrankungen der Schilddrüse"

Die häufigste Erkrankung der Schilddrüse ist der Kropf, der meist durch Jodmangel verursacht ist. Er kann zu gesundheitlichen Problemen führen. Jod- und Schilddrüsenhormontabletten können den Kropf wieder beseitigen. Gelingt dies nicht, wird der Kropf operativ entfernt oder mit einer Radiojodbehandlung zum Schrumpfen gebracht.

Eine mögliche Folge des Kropfes ist die Bildung eines heißen Knotens, aus dem eine Überfunktion resultiert. Die Überfunktion kann aber auch von alleine entstehen. Anzeichen sind zum Beispiel: Herzrasen, Gewichtsverlust, Nervosität, innere Unruhe, starkes Schwitzen, Schlafstörungen, Haarausfall.

Eine Überfunktion liegt auch bei Basedowkrankheit vor. Hier zwingen Antikörper des eigenen Immunsystems die Schilddrüse zur Überproduktion. Augensymptome, von einer einfachen Bindehautentzündung bis hin zu hervorstehenden Augäpfeln und schweren Sehschäden, können mit der Basedowkrankheit einhergehen.

Während der Behandlung wird die Überfunktion zunächst mit Medikamenten gebremst. Stellt sich keine Heilung ein, steht die Operation oder Radiojodbehandlung an.

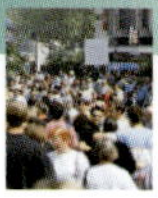

Bei einer Unterfunktion hingegen kann die Schilddrüse nicht genügend Hormone produzieren. Anzeichen sind zum Beispiel: Lustlosigkeit, Müdigkeit, Depressionen, Kälteempfindlichkeit, trockene Haut, Gewichtszunahme, Verstopfung, Muskelkrämpfe.
Zur Behandlung werden dem Körper einfach die Hormone durch Tabletten geliefert.
Daneben gibt es noch Schilddrüsenentzündungen, die z. B. wie bei der „Hashimoto-Thyreoiditis“ durch Antikörper des eigenen Immunsystems ausgelöst werden. Selten sind auch Zysten oder Schilddrüsenkrebs möglich.

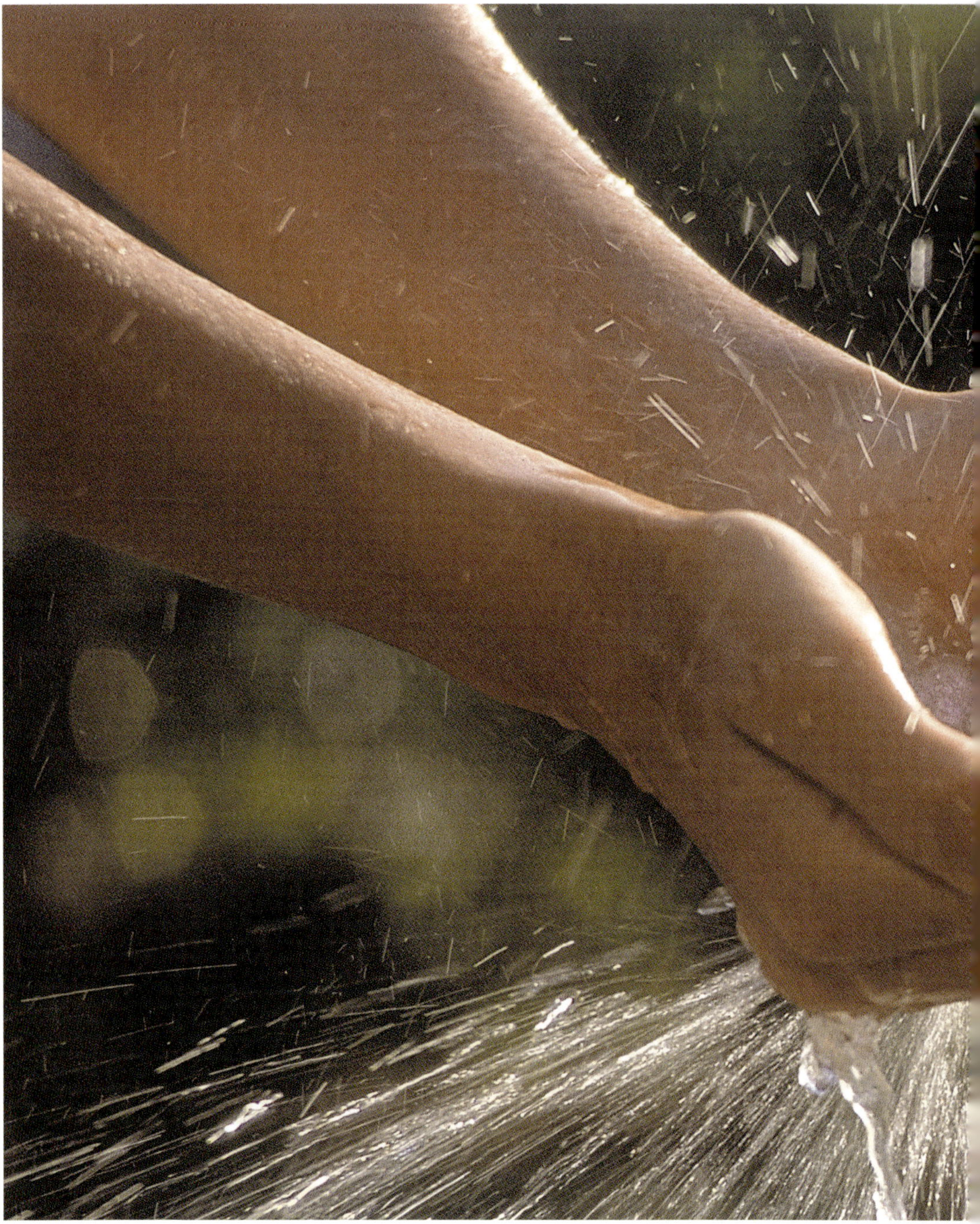

Klassiker und Alternativen der Schilddrüsentherapien

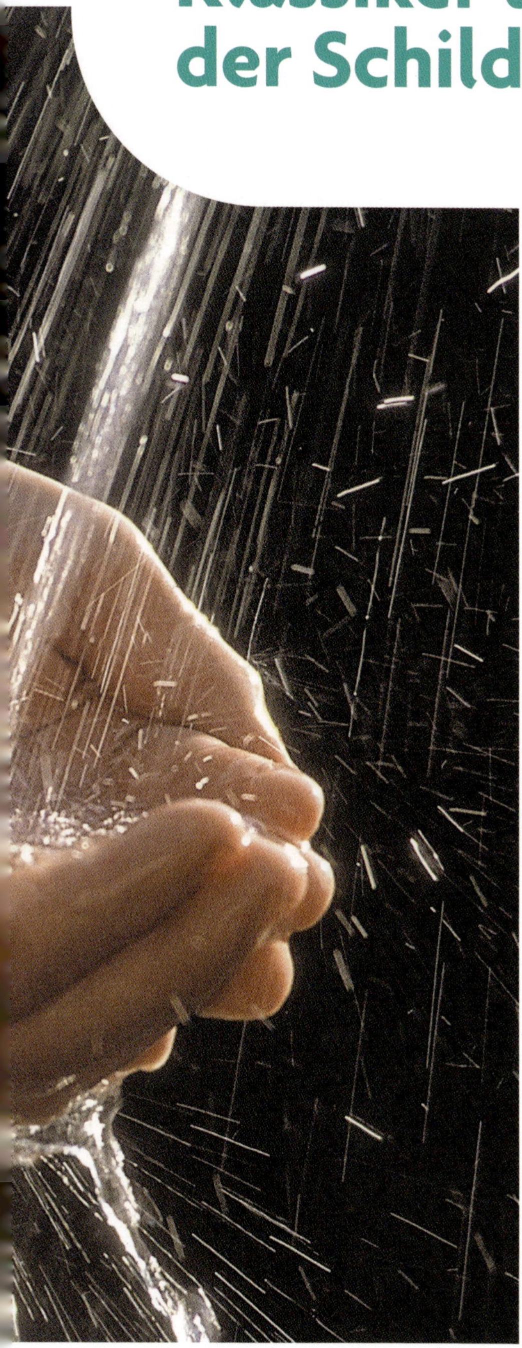

Oft gibt es mehrere Therapiemöglichkeiten für eine Schilddrüsenerkrankung. Zur Auswahl stehen Medikamente, die ganze oder teilweise Entfernung der Schilddrüse, die Radiojodtherapie oder die Alkoholverödung. In der Schilddrüsenkrebs-Behandlung werden auch die Bestrahlung von außen und die Chemotherapie eingesetzt.
Was wann angewendet wird, muss individuell entschieden werden.

Medikamente im Überblick

Schilddrüsenhormone:

- Levo-Thyroxin-Tabletten (T_4-Präparate)
- Trijodthyronin-Tabletten (T_3-Präparate)
- Kombinationspräparate aus T_3 und T_4

Jod
Kombinationspräparate aus Jod und Levo-Thyroxin
Thyreostatika (Schilddrüsenblocker)
Begleitmedikamente (wie Beta-Blocker, Entzündungshemmer)

Schilddrüsenhormontabletten

Es gibt zwei Schilddrüsenhormone, das Trijodthyronin T_3 und das Thyroxin T_4. T_3 ist das Hormon, das der Körper sofort verwenden kann. Bereits 12 - 48 Stunden, nachdem es ausgeschüttet wurde, tritt seine Wirkung ein und hält etwa drei bis fünf Tage an. Das T_4 muss im Körper erst z. B. in der Leber in die aktive T_3-Form umgebaut werden. Dadurch dauert es drei bis fünf Tage, bis das Thyroxin seine gewünschte Wirkung entfaltet, die dann bis zu zehn Tage anhält.

Wenn man Schilddrüsenhormone einnehmen muss, ist es für den Körper in den meisten Fällen am harmonischsten, wenn er mit Thyroxin-T_4-Tabletten versorgt wird und der Körper sich sein T_3 selbst bedarfsgerecht aktiviert. Die direkte Gabe des aktiveren T_3 bleibt nur speziellen Problemen vorbehalten und wird nicht zur Dauertherapie eingesetzt.

Der Körper kann übrigens nicht zwischen den eigenen Hormonen und den Hormonen aus der Tablette unterscheiden. Daher gibt es bei richtiger Dosierung eigentlich keine Nebenwirkungen. Falls doch Probleme auftauchen, kann es daran liegen, dass der Körper etwas Eingewöhnungszeit braucht, vor allem bei älteren Patienten oder wenn jemand schon längere Zeit unter dem Hormonmangel leidet. Dann sollte der Körper Zeit bekommen, sich an den normalen Hormonspiegel zu gewöhnen. In kleinen Schritten wird die Dosis langsam erhöht, bis das angestrebte Hormonlevel im Blut erreicht ist.

Die richtige Dosierung hängt von der zu behandelnden Erkrankung, dem Wohlbefinden des Patienten und den Blutwerten ab.
Die Tabletten sollten nüchtern eine halbe Stunde vor dem Frühstück eingenommen werden. Dadurch ist eine optimale Aufnahme des Wirkstoffs gewährleistet. Wer einmal sein Thyroxinprärarat vergessen hat, nimmt am nächsten Tag die verordnete Dosis ein.

- **Wann werden Hormontabletten verordnet?**

Wenn sich in der Blutuntersuchung ein Hormonmangel zeigt, der Patient also unter einer Unterfunktion leidet, verschreibt der Arzt Hormontabletten. Auch bei einer Kropfbehandlung ist die Gabe von Hormontabletten, allerdings in Kombination mit Jod, sinnvoll und kann diesen völlig zurückbilden.

Jodtabletten

Das Jod kann als Nahrungsergänzung zur Vorbeugung eines Kropfes eingenommen werden. Besonders wichtig ist dies in hormonellen Umstellungsphasen wie Pubertät, Schwangerschaft oder Wechseljahren und wenn eine familiäre Vorbelastung für Kropfwachstum

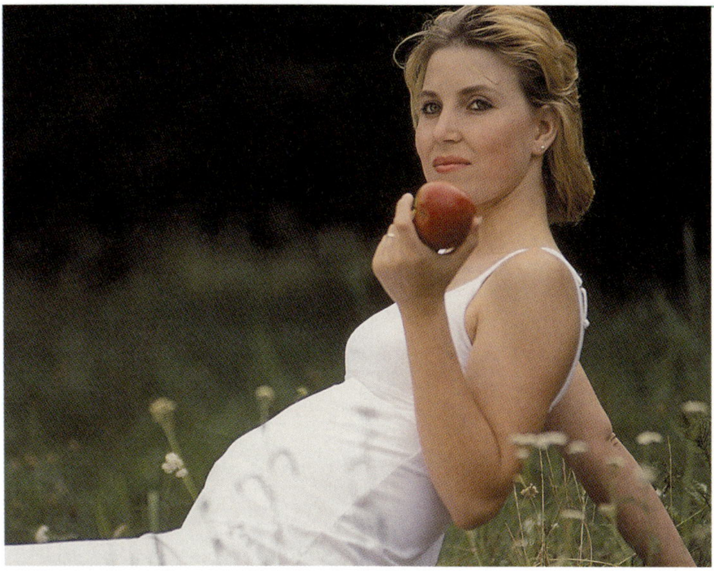

Abb.19

Jodtabletten sind besonders wichtig bei Schwanger-schaft.

besteht. Ist ein Kropf bereits gewachsen, kann er sich unter Jod-Medikation auch wieder zurückbilden.
Die Einnahme von Jod ist im Normalfall unbedenklich: Was der Körper nicht braucht, wird über die Nieren wieder ausgeschieden. Allerdings ist bei einer Schilddrüsenüberfunktion und bei autoimmunbedingten Schilddrüsenstörungen eine Jodtherapie nicht ratsam.

Autoimmunbedingte Schilddrüsenstörungen

Diese Krankheiten werden durch Abwehrstoffe, die das eigene Immunsystem produziert, verursacht. Beispiel: die Hashimoto-Erkrankung.

Kombination aus Jod und Thyroxin

Tabletten, die Jod und das Schilddrüsenhormon Thyroxin T_4 enthalten, dienen ebenfalls der Kropftherapie. Sie kann sinnvoll sein, da Jod und Thyroxin über unterschiedliche Mechanismen dem Kropf zu Leibe rücken. Auch hier wird nach einem Therapiejahr auf eine Jodprophylaxe umgestellt.

Thyreostatika

Thyreostatika sind die „Bremser" der Schilddrüsenhormonproduktion. Daher werden sie bei einer krankmachenden Schilddrüsenüberfunktion eingesetzt.
Die verschiedenen Medikamente wirken auf unterschiedliche Weise. Perchlorate (z. B. Irenat®-Tropfen) behindern die Jodaufnahme und somit den Nachschub an Bausteinen für die Hormonproduktion. Wirkstoffe wie Carbimazol, Thiamazol oder Propycilthiouracil blockieren den Zusammenbau der Schilddrüsenhormone. Mit den bereits kompletten Hormonen muss der Körper selbst fertig werden. Daher dauert es etwa sechs Tage, bis eine spürbare Wirkung eintritt.
Die Dosierung der Thyreostatika ist sehr individuell. Generell wird zunächst eine hohe Eingangsdosis gegeben. Ist es gelungen, mit den Thyreostatika die Überproduktion „herunterzubremsen", kann die Dosis reduziert werden.

• Nebenwirkungen von Thyreostatika

Mögliche Nebenwirkungen sind allergische Hautreaktionen, Juckreiz, Haarausfall. Diese Beschwerden kommen relativ häufig vor.

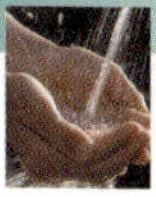

Möglich sind auch Geruchs- und Geschmacksstörungen, Oberbauchbeschwerden, Kopfschmerzen und Gelenkschmerzen, wobei diese unerwünschten Wirkungen selten auftreten. In vereinzelten Fällen sind schwer wiegende Leberschädigungen und Schädigungen des Knochenmarks möglich. Da das Knochenmark zum blutbildenden System gehört, müssen in regelmäßigen kurzen Abständen das Blutbild und die Leberwerte durch Blutuntersuchungen kontrolliert werden.

Schwere Nebenwirkungen kündigen sich oft durch Fieber und Halsschmerzen an. Wer Thyreostatika einnimmt, sollte bei solchen Symptomen also nicht an eine Erkältung denken und abwarten, sondern sofort den Arzt aufsuchen.

• Zur Einnahmedauer von Thyreostatika

Da die Thyreostatika erhebliche Nebenwirkungen haben können, ohne dass sie die Ursache einer Schilddrüsenüberfunktion beseitigen, werden sie nur eingesetzt, um eine Wartezeit bis zu einer Operation oder einer Radiojodtherapie zu überbrücken.

Anders sieht es bei einem Morbus Basedow aus. Hier gibt es erfahrungsgemäß bei längerer Einnahme von Thyreostatika spontane Heilungen, wobei der Wirkmechanismus unbekannt ist. Daher beginnt die Therapie dieser Krankheit mit einer etwa einjährigen Einnahme von Thyreostatika. Dann werden die Medikamente abgesetzt. Bei etwa 20 Prozent der Patienten ist die Überfunktion jetzt dauerhaft verschwunden. Gehört man nicht zu den Glücklichen, flackert sie sofort oder auch Jahre später wieder auf. Dann sollte man sich für eine Operation oder Radiojodbehandlung entscheiden.

Kombination von Schilddrüsenhormonen und Thyreostatika

Schilddrüsenblocker und Schilddrüsenhormone gleichzeitig einzunehmen, klingt zunächst wie ein Widerspruch. Eine solche Kombination ist aber häufig sinnvoll. Da die Thyreostatika die Arbeit der Schilddrüse stark bremsen, entsteht oft eine Unterfunktion. Es ist für

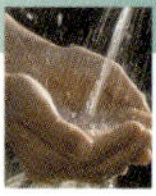

den Arzt nämlich nicht so einfach, die Thyreostatika im ersten Anlauf exakt so zu dosieren, dass sie eine normale Schilddrüsenfunktion bewirken. Ist die Dosis ein bisschen zu stark, könnte es zu einer Unterfunktion kommen, worauf die Schilddrüse mit der Bildung eines Kropfes reagiert. Ist die Dosis hingegen ein bisschen zu niedrig, beginnt die Schilddrüse schon wieder mit der Überfunktion.
Ein sensibler dosierbares Medikament sind die Schilddrüsenhormone. So wird der Arzt die Arbeit der Schilddrüse mit einer reichlichen Gabe von Thyreostatika total blockieren und den resultierenden Hormonmangel durch die Gabe von Thyroxin T_4 ausgleichen. Dadurch ist der Patient in einer stabilen Lage.
Nur bei Schwangeren ist die Kombination ungeeignet, da man zum Schutz des Ungeborenen die Thyreostatika so gering wie möglich dosiert.

Begleitmedikation

Einige Medikamente, die bei Schilddrüsenerkrankungen eingesetzt werden, wirken rein symptomatisch. So sind Betablocker sinnvoll, um das Herz zu schützen, wenn es durch eine Überfunktion zu schnell oder sogar unregelmäßig schlägt.
Entzündungshemmer wie Cortison, Aspirin oder Diclofenac werden bei Schilddrüsenentzündungen eingesetzt (allerdings nicht bei der Hashimoto-Krankheit). Cortison ist bei der Basedowkrankheit gut geeignet, um die entzündlichen Probleme der Augen zu beheben.

Die Operation

Die Schilddrüsenoperation ist aufgrund ihrer Häufigkeit eine Routineoperation. Sie wird in Vollnarkose durchgeführt. Meist ist der Patient nach fünf Tagen wieder zu Hause und nach zwei Wochen wieder arbeitsfähig.
Bei allen gutartigen Befunden lässt der Operator die knotenfreie, gesunde Schilddrüse im Körper, d. h. heiße und kalte Knoten werden herausgeholt. Bei bösartigen Geschwülsten muss allerdings das komplette Schilddrüsengewebe entfernt werden.

• Typische Komplikationen bei einer Schilddrüsenoperation

Eine Schilddrüsenoperation birgt bestimmte Risiken, die über die Gefahren, die bei jeder Operation auftreten können, hinausgehen. So könnte bei einer Schilddrüsenentfernung der in der Nähe verlaufende Stimmbandnerv beschädigt werden. Das kommt bei etwa einer von 200 Operationen vor. Dann wird die Stimme heiser und klingt verändert. Meist erholt sich der Nerv nach drei bis sechs Monaten.
Fataler ist es, wenn bei der Operation beide Stimmbandnerven durchtrennt werden. Daraus resultiert dann neben dem Stimmschaden auch eine enge Stimmritze mit eingeschränkter Luftzufuhr. Bei einer ersten Schilddrüsenoperation ist es eine Komplikation, die extrem selten vorkommt. Bei einer Zweitoperation, wenn der Operateur im vernarbten Gewebe arbeiten muss, oder bei ausgedehnten Krebsoperationen lässt sich dieser „Fehler" oft gar nicht vermeiden. Zwei Prozent der Patienten müssen bei einer Krebsoperation mit einer bleibenden Schädigung des Stimmbandnervs rechnen.
Mittlerweile gehen immer mehr Operateure dazu über, während der Operation mit einem elektrischen Messgerät den Stimmbandnerv zu orten und dann in dieser Region besonders vorsichtig zu sein. Man nennt dies Verfahren „Neuromonitoring".

Auch die vier erbsengroßen Nebenschilddrüsen können bei einer Schilddrüsenoperation irritiert und sogar unfreiwillig entfernt werden. Die Nebenschilddrüsen gehören ja nicht im eigentlichen Sinne zur Schilddrüse, sondern sind dort nur angesiedelt; sie erfüllen aber eine wichtige Aufgabe im Kalziumstoffwechsel. Werden sie im herausgeschnittenen Schilddrüsengewebe entdeckt, kann man sie in den Halsmuskel verpflanzen. Sie nehmen auch dort ihre Arbeit auf.
Bei einer bloßen Irritation erfüllen die Nebenschilddrüsen ihre Aufgabe in der Regel bald wieder einwandfrei. Bei einem bis drei von 100 Patienten muss den Nebenschilddrüsen nach einer Schilddrüsenkrebsoperation mit der Gabe von Kalzium und Vitamin D geholfen werden.

- **Ein schöner Hals nach der OP**

Die Operationsnarbe ist sechs Wochen nach dem Eingriff maximal entzündet, geschwollen und gerötet. Man braucht also Geduld, bis der Hals wieder schön aussieht. Zeichnet sich ab, dass die Narbe wulstig zu werden beginnt, sollte man dem entgegenwirken, indem man die „Perlenschnur" mehrmals täglich mit einer fetthaltigen Salbe massiert.
Die Wundheilung wird unterstützt, wenn man die Narbe in den ersten 3 Monaten vor UV-Licht schützt, indem man z. B. ein Halstuch trägt. Auch vor dem Einwirken von Chlor- und Salzwasser sollte man die Operationswunde schützen und Schwimmen sowie Saunabesuche 6 Wochen zurückstellen.
Damit die junge Narbe kosmetisch gut verheilt, sollte man in den ersten drei Wochen jeden Ruck auf die Wundränder vermeiden. Dies bedeutet, auf Gymnastik oder auf das Gardinenaufhängen zu verzichten. Kaugummikauen hingegen ist gut, um Hautverklebungen zu lösen.

Radiojodbehandlung - wenn Strahlen von innen heilen

Das Prinzip der Radiojodbehandlung sieht folgendermaßen aus: Der Wirkstoff wird in Form einer Kapsel geschluckt. Vor allem die überaktiven Stellen der Schilddrüse lagern das leicht radioaktive Jod ein, worauf die schwache Strahlung alle Zellen im Umkreis von 2 Millimetern zerstört. Daher ist das Verfahren eine sehr elegante Methode, um ohne Operation eine Schilddrüsenüberfunktion zu beseitigen.
Auch einen Kropf kann man damit zum Schrumpfen bringen. Zur Kropfbehandlung kommt die Radiojodbehandlung zum Einsatz, wenn eine Operation zu risikoreich ist.
Für die ableitenden Harnwege ist die Strahlenbelastung gering. Durch die geringe Reichweite der Strahlung wird auch kaum außenliegendes Gewebe erreicht.

• Quarantäne

Aufgrund der deutschen Strahlenschutzbestimmungen wird die Radiojodbehandlung hier stationär durchgeführt. Die Patienten befinden sich sozusagen in Quarantäne. Sie dürfen keinen Besuch erhalten. Mit anderen Patienten können sie sich im Aufenthaltsraum treffen. Das Klinikpersonal hält die Visiten sehr kurz.
Die Aufenthaltsdauer hängt von der zur Behandlung nötigen Menge Radiojod ab. Sie variiert zwischen drei und vierzehn Tagen. Der Patient darf nach Beendigung der Therapie nach Hause, wenn die Strahlenbelastung im Körper unter die Grenzwerte rutscht. Im benachbarten Ausland, in dem andere Strahlenschutzgesetze herrschen, kann die Radiojodtherapie teilweise auch ambulant durchgeführt werden.

• Der Therapieerfolg

Die Wirkung des Radiojod hält, sich ständig abschwächend, bis zu sechs Monaten an. In dieser Zeit werden beständig überaktive Schilddrüsenzellen abgetötet. Daher kann es sein, dass sich der Therapieerfolg erst nach einigen Wochen einstellt und die Patienten bis dahin noch Medikamente zur Regulierung der Überfunktion einnehmen müssen. Die Blutwerte werden regelmäßig bestimmt, um den Erfolg der Behandlung zu kontrollieren.

• Risiken der Radiojodbehandlung

Die am häufigsten geäußerte Befürchtung in Bezug auf eine Radiojodtherapie lautet, es könnten sich bösartige Tumoren bilden oder die Erbanlagen, die an die Nachkommen weitergegeben werden, geschädigt werden. Beide Befürchtungen haben sich in den über 50 Jahren, in denen die Radiojodtherapie angewendet wird, nicht bestätigt. Aus diesem Grund ist die alte Faustregel Radiojod erst ab dem vierzigsten Lebensjahr einzusetzten gefallen. Kinder werden allerdings nicht mit Radiojod behandelt.

Eine besondere Vorsicht ist selbstverständlich bei Schwangeren geboten. Möchte eine Frau nach einer Radiojodbehandlung ein Kind

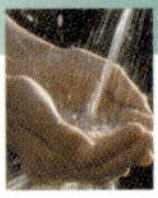

bekommen, sollte sie sicherheitshalber sechs bis zwölf Monate warten.
Nach einer Radiojodbehandlung kann es genauso wie nach einer Operation zu einer Unterfunktion der Schilddrüse kommen. Diese wird dann dauerhaft mit Schilddrüsenhormonen ausgeglichen.

Alkoholverödung

Durch Einspritzen von hochprozentigem Alkohol können heiße Knoten verödet und damit praktisch zerstört werden. Die Behandlung ist relativ preiswert, allerdings auch schmerzhaft. Zwei- bis sechsmal muss sich der Patient den Alkohol spritzen lassen. Die Risiken sind nach heutigem Kenntnisstand relativ gering. Gefahren bestehen allenfalls in örtlichen Komplikationen wie Vernarbungen, Verwachsungen und einer eventuellen Schädigung des Stimmbandnervs. Langzeituntersuchungen müssen noch klären, ob Spätschäden zu befürchten sind.

Perkutane Bestrahlung

Eine perkutane Bestrahlung ist eine Strahlenbehandlung durch die Haut hindurch. Bei der Behandlung von Schilddrüsenkrebs wird deshalb soviel Wert auf den Zusatz „perkutan“ oder „von außen“ gelegt, weil es ja auch eine Art Bestrahlung von innen gibt, nämlich die Radiojodtherapie.
In seltenen Fällen, wenn ein bösartiger Tumor weit fortgeschritten ist, wird mit der perkutanen Bestrahlung versucht, Krebsgewebe, Lymphknoten und Lymphbahnen zu veröden und eine weitere Ausbreitung zu verhindern.

Chemotherapie

Wenn ein Karzinom fortgeschrittenen ist, versucht der Arzt mit bestimmten Medikamenten, welche die Zellteilung hemmen, ein weiteres Wachsen des Tumors zu verhindern. Diese chemo-

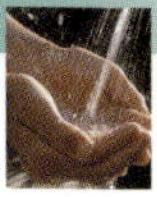

therapeutisch wirksamen Medikamente bezeichnet man als „Zytostatika“.

Zusammenfassung

Schnell informiert

Wie werden Schilddrüsenerkrankungen behandelt?

Zur Behandlung von Schilddrüsenerkrankungen gibt es eine Reihe verschiedener Medikamente und Operationsverfahren sowie die Radiojodtherapie und die Alkoholverödung.

Viele Erkrankungen der Schilddrüse können mit Medikamenten behandelt werden. Jod und Schilddrüsenhormone beseitigen im günstigen Fall einen Kropf. Thyreostatika blockieren vorübergehend die Überfunktion. Schilddrüsenhormone gleichen die Unterfunktion aus. Entzündungshemmer werden bei Schilddrüsenentzündungen eingesetzt. Betablocker stoppen das Herzrasen bei einer Überfunktion.

Operativ entfernt wird die Schilddrüse auf jeden Fall bei bösartigen Tumoren. Eine teilweise Entfernung kann bei einem Kropf oder einem heißen Knoten angezeigt sein. Alternativ können diese Krankheitsbilder meist mit der Radiojodtherapie behandelt werden. Hierbei zerstört radioaktive Strahlung, die nur in der Schilddrüse wirkt, schonend und risikolos überaktive Zellen. Die Radiojodtherapie kann auch bestimmte Schilddrüsenkrebszellen beseitigen und einen Kropf in gewissem Rahmen zum Schrumpfen bringen. Eine alternative Therapie ist die Alkoholverödung von heißen Knoten. Ob diese dauerhaft risikoarm ist, muss sich noch zeigen.

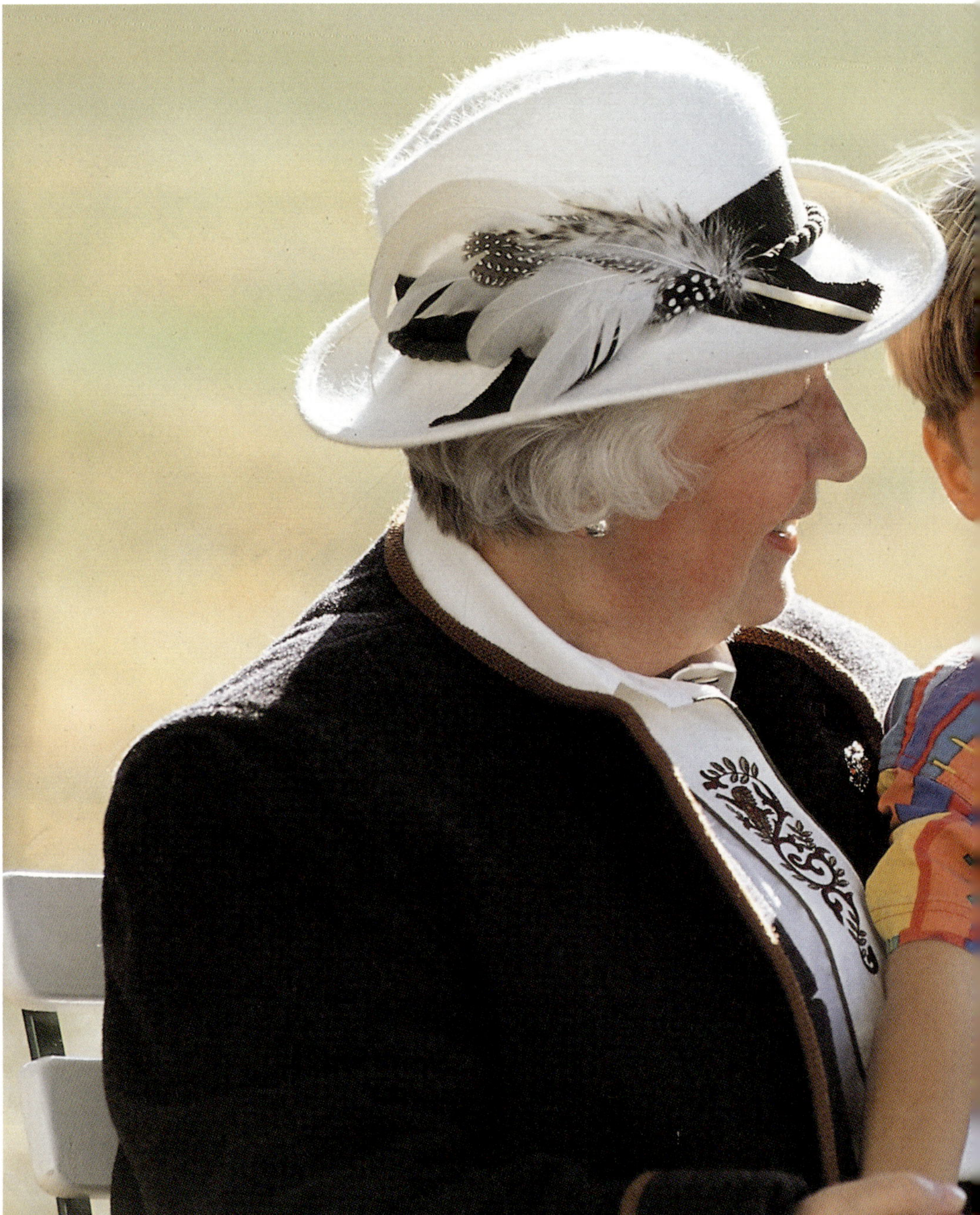

Die Schilddrüse in der Schwangerschaft, in der Kindheit und im höheren Alter

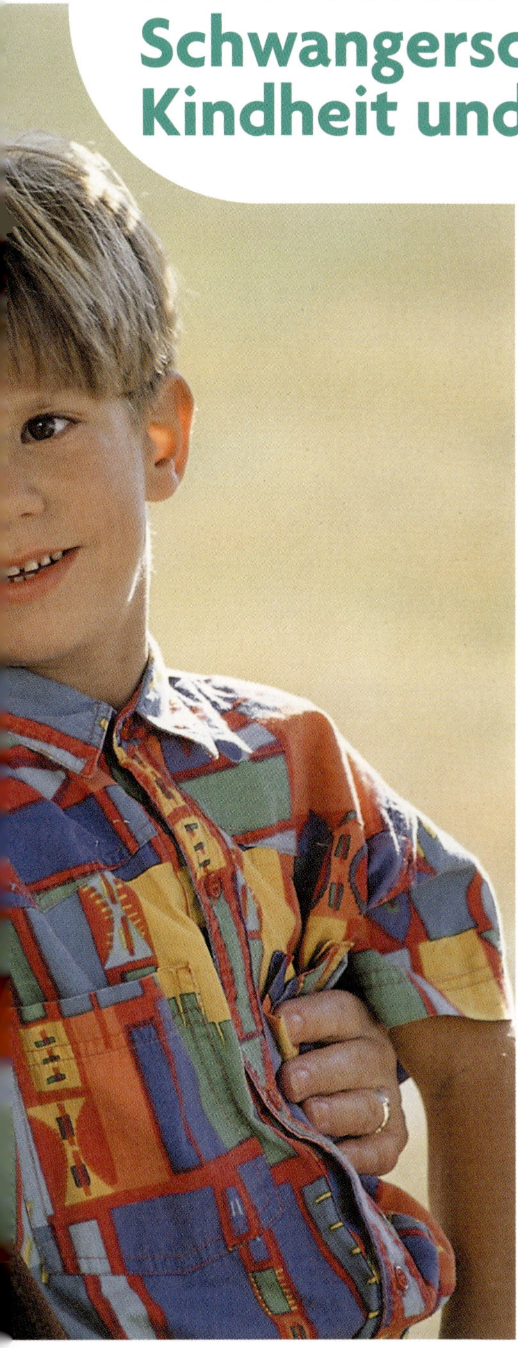

In der Wachstumsphase und in der Schwangerschaft ist der Jodbedarf höher als zu anderen Zeiten. Deshalb bildet sich in diesen Lebensaltern und -situationen besonders häufig gleich ein Jodmangelkropf. Auch mit anderen Schilddrüsenerkrankungen ist in diesen Zeiten zu rechnen. Und im Alter wird so manche Schilddrüsenkrankheit mit Altersschwäche verwechselt und bleibt daher unerkannt und unbehandelt.

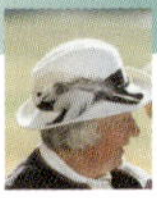

Schwangerschaft und Jodsubstitution

Vier von fünf Schwangeren sind in Deutschland nicht ausreichend mit Jod versorgt. Dabei ist die werdende Mutter der Jodlieferant für das Ungeborene. Sie benötigt gerade in dieser Zeit besonders viel Jod für ihren eigenen Stoffwechsel und verliert zudem über ihre Niere mehr Jod als sonst. In der Schwangerschaft steigt der Jodbedarf auf etwa 230 bis 260 Mikrogramm pro Tag. Über die normale Ernährung nehmen wir durchschnittlich nur etwa 70 bis 110 Mikrogramm Jod zu uns. Die Deutsche Gesellschaft für Ernährung empfiehlt ab dem 4. Schwangerschaftsmonat eine tägliche Zufuhr von 230 Mikrogramm Jod.

Schwangere sollten auf jodierte Lebensmittel achten und öfter Seefisch auf den Speiseplan setzen. Allerdings lässt sich der erhöhte Jodbedarf in der Schwangerschaft und Stillzeit meist nicht allein über die Ernährung decken, sondern muss notfalls über Jodidtabletten sichergestellt sein. Der Arbeitskreis Jodmangel empfiehlt Schwangeren die tägliche Einnahme von 200 Mikrogramm Jod.

Abb.20

Neugeborenen Screening (Entnahme eines Bluttropfens aus der Ferse)

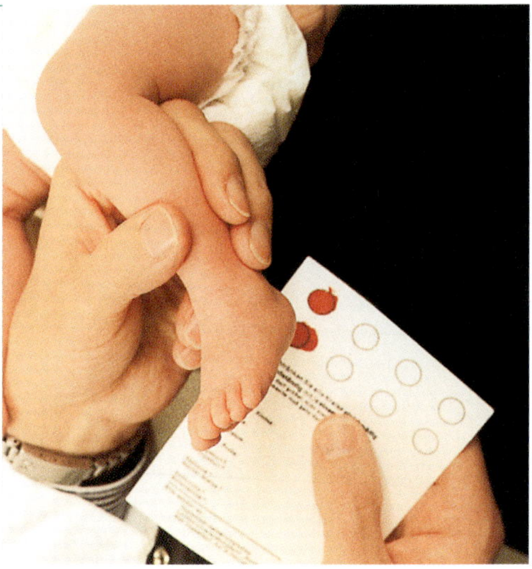

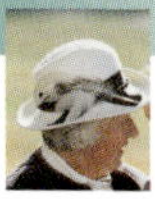

• Gefahren eines Jodmangels für Mutter und Ungeborenes

Ein Jodmangel gefährdet nicht nur die Gesundheit der Mutter, sondern auch die geistige und körperliche Entwicklung des werdenden Kindes. Etwa ab dem zweiten Schwangerschaftsdrittel wird das Ungeborene über den Mutterkuchen (Plazenta) nicht mehr ausreichend mit mütterlichen Schilddrüsenhormonen versorgt. Das Kind kann und muss seine Hormone jetzt selbst herstellen und braucht daher Jod, ansonsten wird der Säugling möglicherweise schon mit einem Kropf geboren.

Ein Jodmangel kann auch bei der Mutter zu einer Kropfbildung und im Extremfall zur Unterfunktion führen. Dies bedeutet ein Gesundheitsrisiko für Mutter und Kind über den gesamten Zeitraum der Schwangerschaft hinweg. Zudem ist bei der Geburt mit Wehenschwäche zu rechnen. Fehl- und Frühgeburten kommen häufiger vor. Wichtig ist daher neben der Jodsubstitution auch eine Untersuchung durch den Arzt, der bei einer eventuellen Unterfunktion Schilddrüsenhormontabletten verschreiben kann.

• Behandlung einer werdenden Mutter mit Schilddrüsenhormonen

Werdende Mütter, die mit Schilddrüsenhormonen behandelt werden, sind auch ohne Jod vor einer Unterfunktion geschützt, ihr ungeborenes Baby ist es aber nicht. Denn ab dem zweiten Schwangerschaftsdrittel werden die Schilddrüsenhormone in nicht mehr ausreichendem Maß über den Mutterkuchen zum Ungeborenen geliefert. Das Kind stellt seine Hormone jetzt selbst her und ist daher auf eine ausreichende Jodversorgung angewiesen. Deshalb sollten Schwangere zusätzlich Jod einnehmen. Sie sollten außerdem kontrollieren lassen, ob die Dosis der eingenommenen Schilddrüsenhormone während der Schwangerschaft eventuell erhöht werden muss.

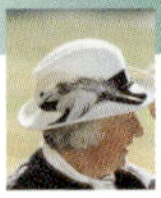

Schwangerschaft bei einer Hashimoto-Erkrankung

Die Fruchtbarkeit bei Hashimoto-Patienten ist oft eingeschränkt. Tritt dennoch eine Schwangerschaft ein, fühlt sich die werdende Mutter ausgesprochen wohl. Aber es handelt sich trotzdem um eine Schwangerschaft mit erhöhtem Risiko. Regelmäßige Kontrollen beim Frauenarzt und beim Internisten/Allgemeinarzt sind wichtig. Z. B. muss der Schilddrüsenhormonbedarf sorgfältig überwacht werden. Bisweilen ist die Dosis der Hormone um bis zu 50 Prozent zu steigern. Ein Mangel an Schilddrüsenhormonen stellt auch ein erhöhtes Risiko für Fehl-, Früh- oder Totgeburten dar. Ab dem zweiten Schwangerschaftsdrittel wird das Ungeborene nicht mehr ausreichend über den Mutterkuchen mit mütterlichen Schilddrüsenhormonen versorgt. Das Kind kann und muss seine Hormone jetzt selbst herstellen und braucht dafür Jod. Daher wird der Hashimoto-Patientin, die eigentlich kein Jod einnehmen sollte, in Absprache mit dem Frauenarzt und Internist/Allgemeinarzt eine gewisse Menge Jod (z. B. täglich 50 bis 100 Mikrogramm) verabreicht.

Überfunktion in der Schwangerschaft

Gerade in der Schwangerschaft ist es wichtig, dass die Schilddrüsenüberfunktion behandelt wird und eine normale Stoffwechsellage entsteht. Denn eine unbehandelte Überfunktion erhöht das Risiko von Früh-, Fehl- und Totgeburten. Zudem steigt das Risiko einer Missbildung des Kindes. Deshalb sind die medikamentöse Behandlung der Überfunktion und regelmäßige ärztliche Kontrollen besonders wichtig. In der Schwangerschaft werden die Medikamente, welche die Überfunktion bremsen (Thyreostatika), so niedrig dosiert, dass die Nebenwirkungen für das Kind nicht schädlich sind.

- **Schwanger trotz Basedowerkrankung**

Bei dieser Form der Schilddrüsenüberfunktion stimulieren bestimmte Antikörper, die TSH-Rezeptor-Antikörper (TR-AK), die Schilddrü-

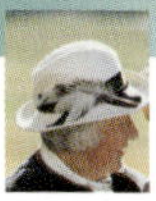

senhormonproduktion. Die Antikörper passieren problemlos den Mutterkuchen und können beim Ungeborenen ebenfalls eine Überfunktion auslösen. Da die Mutter mit Schilddrüsenblockern (Thyreostatika) behandelt wird und auch diese über den Blutweg zum Ungeborenen gelangen, funktioniert die Schilddrüse bei Mutter und Kind meist normal. Probleme können nach der Geburt für das Baby entstehen. Die Thyreostatika sind recht schnell verbraucht, die mütterlichen Antikörper können aber noch ca. drei Monate lang weiter im Körper des Babys wirken. Daher werden Kinder, deren Mütter in der Schwangerschaft sehr hohe TR-AK-Werte hatten, in ihren ersten Lebensmonaten sehr aufmerksam untersucht und beobachtet.

Kindliche Entwicklung und die Schilddrüsenfunktion

Zwischen dem dritten und fünften Lebenstag nach der Geburt wird bei jedem Baby aus der Ferse ein Tropfen Blut entnommen, damit durch die Bestimmung des TSH-Wertes die Schilddrüsenfunktion überprüft werden kann. So soll eine mögliche Unterfunktion frühzeitig erkannt werden. Diese muss durch eine Schilddrüsenhormonbehandlung ausgeglichen werden, denn in Zeiten des Wachstums sind Zellen und Organe noch abhängiger von Schilddrüsenhormonen als sonst: Die körperliche und geistige Entwicklung des Kindes wird von ihnen beeinflusst.

Der Kropf bei Kindern

Die häufigste Schilddrüsenerkrankung im Kindes- und Jugendalter ist der Jodmangelkropf. Die Behandlung mit Jodtabletten ist in diesem Fall die erste Wahl. Vor der Therapie wird aber ausgeschlossen, dass eine Schilddrüsenentzündung, eine Überfunktion und ein Knoten vorliegen.

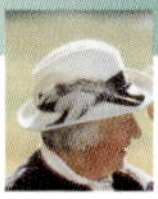

Die Unterfunktion bei Kindern

Anzeichen für eine Unterfunktion bei Kindern sind Wachstumsrückstand, Gewichtszunahme, Müdigkeit, schlechte Schulleistungen, Desinteresse, aber auch Konzentrationsschwierigkeiten, Überaktivitätszeichen und rasche Erschöpfbarkeit sind nicht selten zu beobachten.
Häufig steckt hinter einer kindlichen Schilddrüsenunterfunktion eine chronische Schilddrüsenentzündung, die Hashimoto-Thyreoiditis. Bei dieser Krankheit kommt es aufgrund einer Fehlleistung des Immunsystems zu einer chronischen Schilddrüsenentzündung, welche die Unterfunktion verursacht. Bestätigt sich dieser Verdacht, sollte gerade bei Kindern unbedingt auch an das gleichzeitige Vorliegen einer weiteren Autoimmunerkrankung gedacht werden (siehe Kapitel 3: Thyreoiditis bei Erwachsenen).

Basedowerkrankung

Eine Schilddrüsenüberfunktion, die durch eine Autoimmunkrankheit ausgelöst wurde. Häufig ist sie kombiniert mit Augenerkrankungen, wie etwa dem Hervortreten der Augäpfel. Die Krankheit ist nach dem Arzt Karl Adolf von Basedow benannt.

Die Überfunktion bei Kindern

Eine Schilddrüsenüberfunktion, die bei Kindern praktisch immer mit einer Basedowerkrankung gleichzusetzen ist, zeigt sich in einem beschleunigten Wachstum, in Unkonzentriertheit in der Schule und in einer zittrigen Handschrift. Im Schulsport macht sie sich durch eine schnelle Ermüdbarkeit und Muskelschwäche der betroffenen Kinder bemerkbar. Typisch sind auch Nervosität und Gewichtsabnahme.

Szintigramm

Eine bildliche Darstellung von der Aufnahme, Verteilung und Speicherung schwach radio-aktiver Substanzen in der Schilddrüse, mit der Aussagen über die Funktion der Schild-drüse gemacht werden kön-nen. Die schwach radioaktive Substanz wird gespritzt.

Untersuchungen und Behandlung bei Kindern

Untersuchungs- und Behandlungsmethoden von Schilddrüsenerkrankungen bei Kindern gleichen denen bei Erwachsenen. Allerdings liegen die Normwerte von Blutbestandteilen und dementsprechend die Dosierungen von Medikamenten niedriger als beim Erwachsenen. Die Radiojodtherapie wird bei Kindern in Europa aber nicht eingesetzt. Szintigramme sind auch bei Kindern gefahrlos möglich.

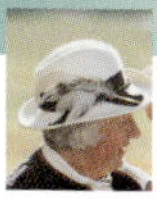

Der Kropf bei älteren Menschen

Ca. zwei Drittel der Kropfträger, die über 60 Jahre alt sind, haben auch einen heißen Knoten, in dem sich die Schilddrüsenzellen unkontrolliert an die Hormonproduktion gemacht haben. Das Vorhandensein einer solchen Autonomie begrenzt jedoch die Möglichkeiten, einen Kropf über Jod- oder Thyroxintabletten zu behandeln. Daher muss bei älteren Menschen vor einer Kropfbehandlung das Vorhandensein eines heißen Knotens ausgeschlossen werden.
Darüber hinaus ist im hohen Alter der Medikamenteneinsatz nicht mehr so effektiv wie bei jungen Erwachsenen. So muss das Vorgehen während der Therapie individuell abgewogen werden. Regelmäßige Kontrolluntersuchungen sind wichtig, um ein bösartiges Wachstum rechtzeitig zu erkennen. Statt einer Operation kommt auch bei Kröpfen eine Radiojodbehandlung in Frage, insbesondere wenn sich zusätzlich ein autonomer Knoten in der Schilddrüse befindet.

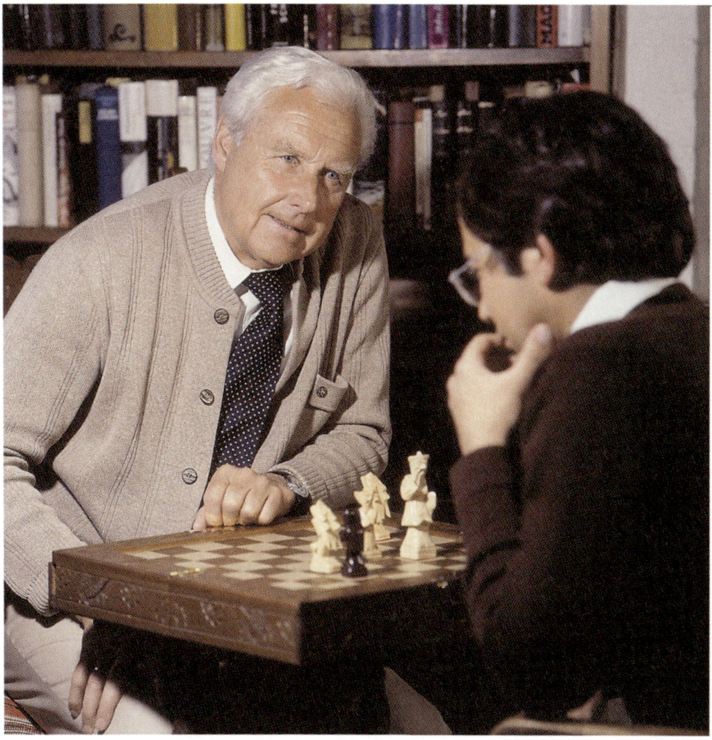

Abb.21

Der Kropf bei älteren Menschen

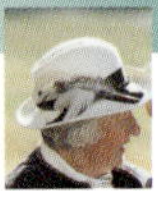

Die Überfunktion bei älteren Menschen

Symptome einer Überfunktion sind bei älteren Menschen oft untypisch. Gewichtsverlust, Herzrhythmusstörungen oder allgemeine Schwäche sind die häufigsten Symptome. Manchmal äußert sich die Überfunktion auch in einer Depression oder in Verwirrtheit. Es ist möglich, dass sich nur ein einziges der genannten Anzeichen zeigt. Aus diesem Grund wird die Überfunktion bei älteren Menschen häufig nicht als solche erkannt, weil die Symptome nicht direkt bzw. eindeutig auf eine Schilddrüsenerkrankung hinweisen.

Zur Behandlung bietet sich die Radiojodtherapie an, bei der radioaktives Jod eingesetzt wird, welches durch seine Strahlung Schilddrüsenzellen ausschaltet.

Die Unterfunktion bei älteren Menschen

Bei älteren Menschen ist eine Unterfunktion häufiger als eine Überfunktion. Die Symptome sind ähnlich wie bei jungen Menschen, werden aber oft verkannt. Denn Leistungsmangel, Schwäche, Müdigkeit und/oder Gedächtnisminderung werden oft als Alterserscheinungen fehlgedeutet.

Die Behandlung mit Schilddrüsenhormon ist unproblematisch. Allerdings sollte bei alten Menschen mit einer sehr geringen Dosis, z. B. mit 12,5 Mikrogramm, begonnen werden; diese sollte alle vier bis sechs Wochen um 12,5 Mikrogramm gesteigert werden, bis die nötige Dosis erreicht ist. Die Vitalität der älteren Menschen kehrt nach wenigen Wochen zurück.

Zusammenfassung

Schnell Informiert

Die Schilddrüse in besonderen Lebensabschnitten

Eine gut funktionierende Schilddrüse ist wichtig für die Gesundheit von Körper, Geist und Seele. Ihre Wirkung beginnt schon vor der Geburt, begleitet die Entwicklung in der Kindheit und spielt bis ins hohe Alter eine bedeutende Rolle.

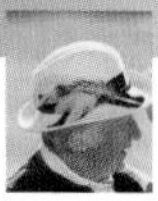

In Deutschland sind aber vier von fünf Schwangeren nicht ausreichend mit Jod versorgt. Sie gefährden dadurch nicht nur ihre eigene Gesundheit, sondern auch die geistige und körperliche Entwicklung ihres werdenden Kindes. Am sichersten lässt sich der erhöhte Jodbedarf in Schwangerschaft und Stillzeit durch Jodidtabletten decken. Empfohlen werden 200 Mikrogramm täglich.
Eine Unter- oder Überfunktion in der Schwangerschaft muss unbedingt behandelt werden. Fehlfunktionen der mütterlichen Schilddrüse sind mit Risiken wie Früh- und Fehlgeburten oder einer erhöhten Missbildungsrate verknüpft. Eine Unterfunktion wird mit Schilddrüsenhormonen, deren Dosierung in der Schwangerschaft meist erhöht werden muss, behandelt. Eine Überfunktion wird mit Schilddrüsenblockern (Thyreostatika) in möglichst niedriger Dosis therapiert. Mütter mit einer Basedowerkrankung sollten ihre TR-AK-Werte kontrollieren lassen. Diese Antikörper passieren den Mutterkuchen und können auch nach der Geburt eine Zeit lang beim Neugeborenen eine ungünstige Wirkung ausüben.

Bei Kindern ist der Jodmangelkropf sehr häufig. Er lässt sich mit Jodtabletten einfach behandeln. Überfunktion, Unterfunktion oder Krebs sind zwar selten, können aber auch bei ihnen vorkommen. Sie werden behandelt wie bei Erwachsenen und die Medikamentendosierungen angepasst.

Bei alten Menschen nehmen Veränderungen in der Schilddrüse wie Kropf, Knoten, Zysten, Verkalkungen, Unterfunktion oder eine Überfunktion an Häufigkeit zu. Die Symptome einer Funktionsstörung zeigen sich bei älteren Menschen nicht mehr so typisch wie bei jüngeren und werden leicht mit „Altersschwäche" verwechselt.

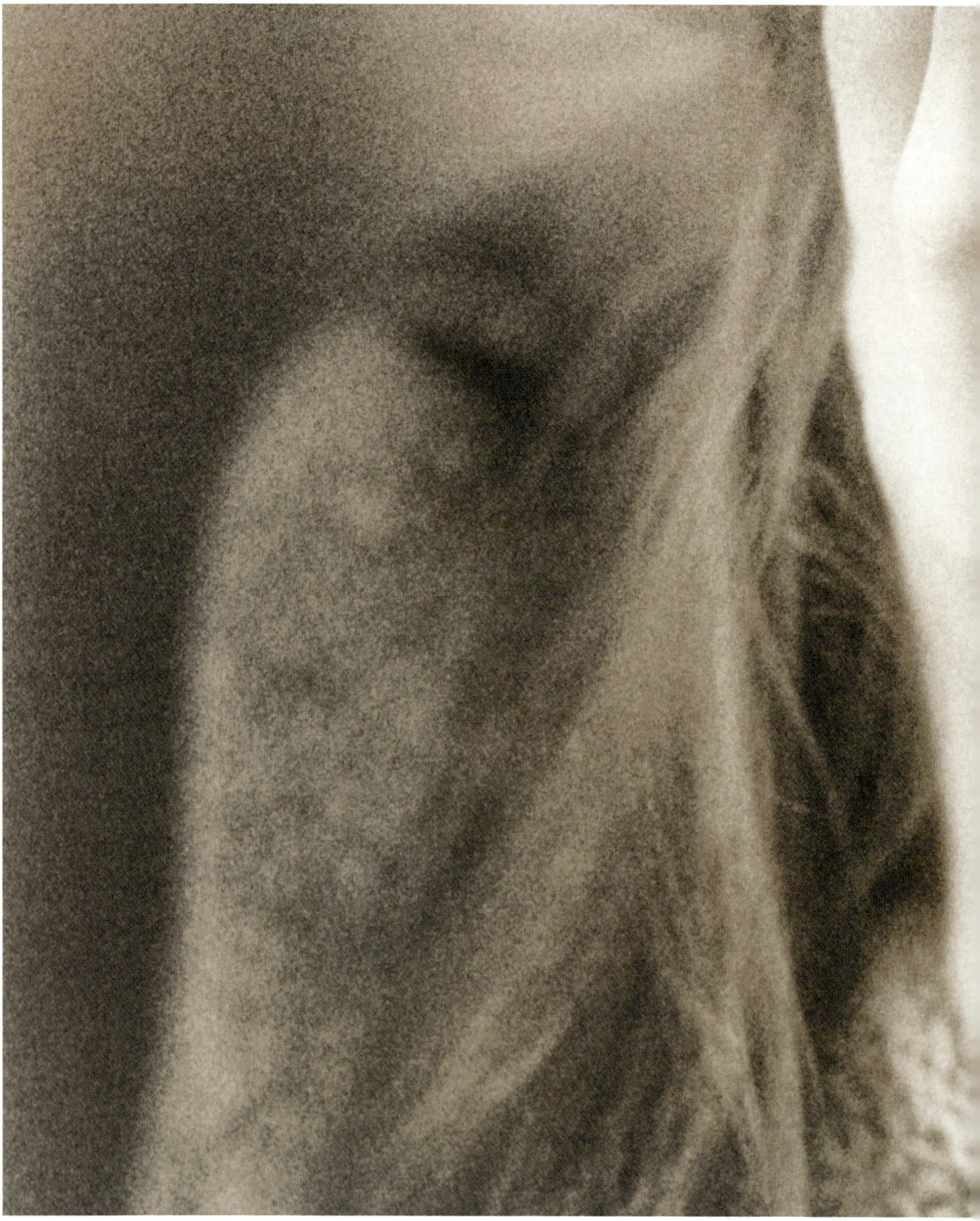

Service

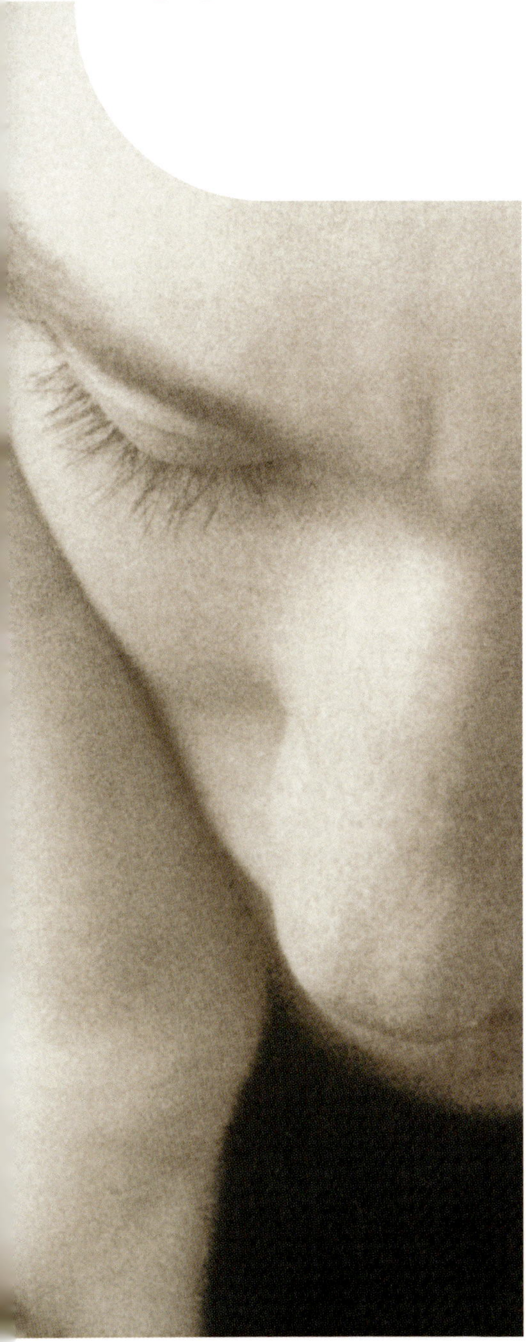

Jetzt wissen Sie (fast) alles über die Schilddrüse, haben aber trotzdem noch einige praktische Fragen? Hier finden Sie die Antworten.

Sprechstunde Dr. Günter Gerhardt

Es gibt kaum einen Bereich im Körper des Menschen, in dem sich eine fehlerhaft arbeitende Schilddrüse nicht auswirken kann. Daher sind die Beschwerden, die auf eine Unter- oder Überfunktion der Schilddrüse hindeuten, eher unspezifisch. Erfahrungsgemäß ist die Schilddrüse für viele ein Thema. Antworten auf einige der häufigsten Fragen, die Dr. Gerhardt in seinen Fernseh- und Radiosendungen und auch in seiner Praxis erreichen, finden Sie hier.

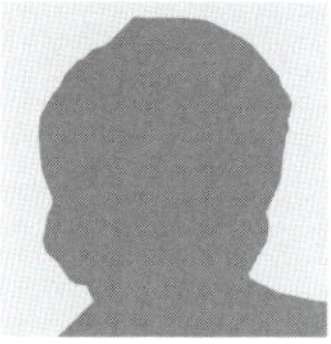

Frage: Seit mehreren Wochen fühle ich mich schlapp und ohne Antrieb. Außerdem habe ich an Gewicht zugenommen.

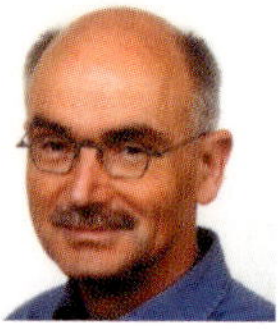

Dr. Gerhardt: Hinter diesen Symptomen könnte eine Schilddrüsenunterfunktion stecken. Die Schilddrüsenhormone steuern den gesamten Stoffwechsel. Ein Mangel lässt den Körper auf Sparflamme arbeiten. Gewichtszunahme, Müdigkeit, trockene Haut und Antriebsschwäche können die Folge sein. Eine Blutuntersuchung kann klären, ob Ihre Schilddrüsenhormonwerte im Normbereich liegen oder nicht.

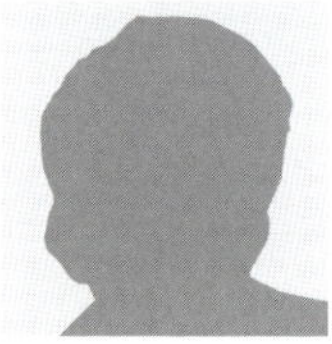

Frage: Ich habe eine Schilddrüsenunterfunktion und nehme seit zwei Jahren Schilddrüsenhormone ein. Da ich mich gesund fühle, habe ich die Schilddrüsenhormone abgesetzt. Ich nehme jetzt schon seit zwei Wochen nichts mehr und fühle mich wohl.

Dr. Gerhardt: Wenn Sie eine Unterfunktion haben, dürfen Sie Ihre Schilddrüsenhormone nicht absetzen. Denn Ihre Hormonvorräte werden über mehrere Wochen bis Monate hinweg aufgezehrt und es

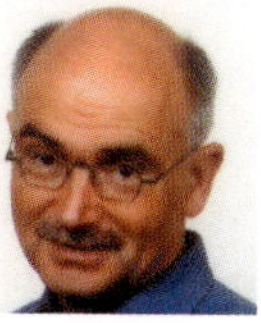

ist eine trügerische Scheingesundheit, die bei Ihnen derzeit herrscht. Vor den Schilddrüsenhormonen brauchen Sie keine Angst zu haben, wenn die Dosierung stimmt. Ihr Körper unterscheidet nämlich nicht, ob diese aus der Tablette kommen oder aus Ihrer eigenen Schilddrüse. Ein Mangel aber fügt Ihnen Schaden zu. Die Schilddrüsenhormone sind lebensnotwendig.

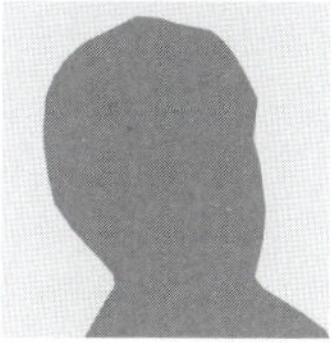

Frage: In letzter Zeit fühle ich mich nervös, schwitze viel und habe vermehrt Haarausfall. Liegt das vielleicht an der Schilddrüse?

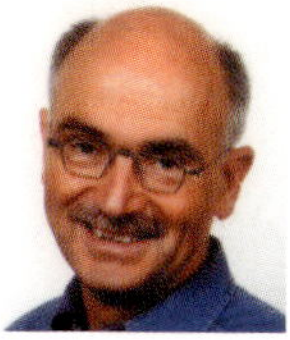

Dr. Gerhardt: Was Sie schildern, könnte zu einer Überfunktion passen. Wenn die Schilddrüse zu viele Hormone produziert, läuft der Körper ständig auf Hochtouren. Eine Blutuntersuchung kann klären, ob die Konzentration der Schilddrüsenhormone im Blut stimmt oder nicht.

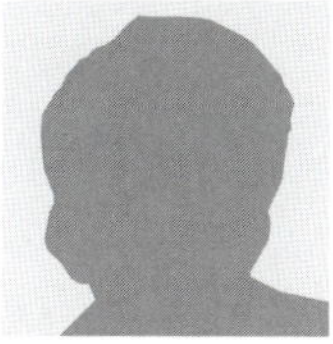

Frage: Seit ich Schilddrüsenhormontabletten einnehme, fühle ich mich gehetzt und habe häufig Herzstolpern.

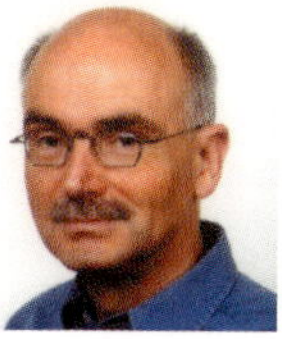

Dr. Gerhardt: Wenn die Dosis für Sie optimal ist, sollten Sie sich wohl fühlen. Haben Sie dennoch Beschwerden, sollte die Dosierung genau überprüft werden. Manchmal gibt es aber auch zu Beginn der Tabletteneinnahme Symptome wie bei einer Überfunktion. Dann ist es ratsam, mit einer niedrigen Dosis zu beginnen und sich langsam über Wochen an die nötige Menge heranzutasten. Gerade für ältere Menschen ist das wichtig. Insbesondere das Herz reagiert sensibel auf die Gabe von Schilddrüsenhormonen.

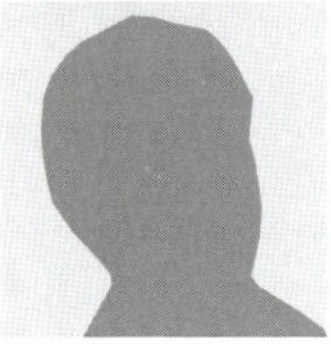

Frage: Ich habe eine Schilddrüsenunterfunktion und nehme seit Monaten ein L-Thyroxin-Präparat. Trotzdem fühle ich mich ständig müde. Vor allem nehme ich trotz optimaler Ernährung das Übergewicht, das durch die Unterfunktion entstanden ist, nicht ab.

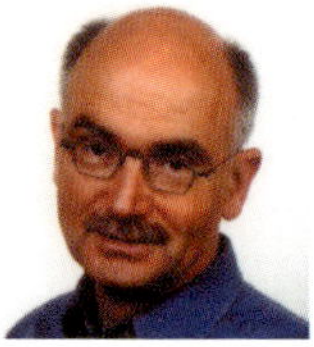

Dr. Gerhardt: Sprechen Sie mit Ihrem Arzt, damit er ihre T_3- und T_4-Werte im Blut bestimmt und Ihnen gegebenenfalls ein anderes Präparat verschreibt. Es könnte sein, dass bei Ihnen L-Thyroxin nicht optimal zum T_3-Hormon umgebaut wird, welches der Stoffwechsel verwerten kann. Dann haben Sie trotz ausreichender Einnahme von L-Thyroxin relativ wenig T_3 und Sie spüren die Symptome der Unterfunktion. Vielleicht hilft Ihnen ein Kombinationspräparat, das neben L-Thyroxin auch etwas T_3 enthält.

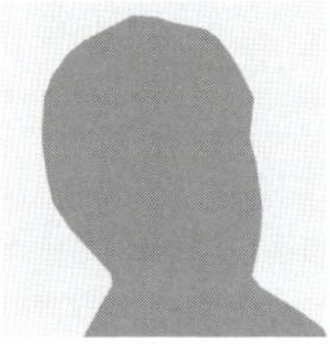

Frage: Was ist eigentlich eine Radiojodbehandlung?

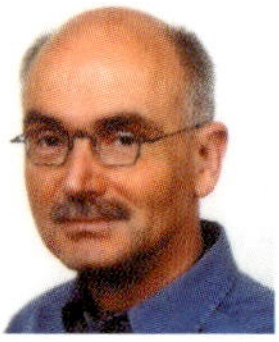

Dr. Gerhardt: In einer speziellen Klinikabteilung nehmen Sie bei dieser Methode eine Kapsel mit radioaktivem Jod ein. Dieses radioaktive Jod gelangt in die Schilddrüse und zerstört durch seine Strahlung das kranke Schilddrüsengewebe. Die Strahlenweite beträgt nur 2 mm, so dass Nachbarorgane nicht geschädigt werden.

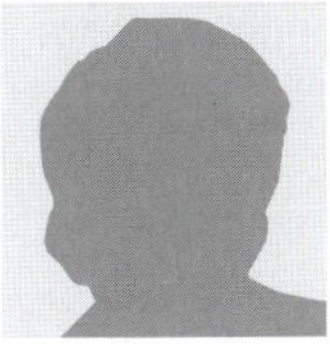

Frage: Warum wird man während der Radiojodbehandlung isoliert und muss in Quarantäne?

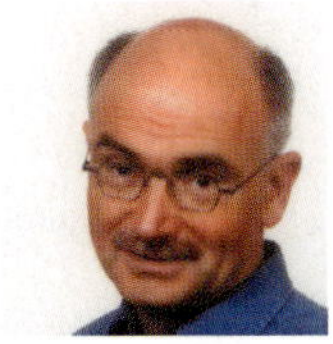

Dr. Gerhardt: In Deutschland müssen Sie aus Strahlenschutzgründen wenige Tage in einer nuklearmedizinischen Station bleiben - so lange, bis Ihre Strahlenbelastung unter den Grenzwert absinkt. Das wird in der Klinik gemessen. Da das Radiojod über den Urin ausgeschieden wird, wird das Toilettenabwasser gesondert gesammelt und entsorgt.

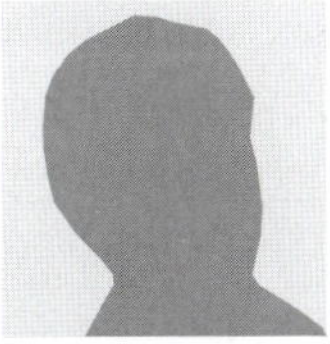

Frage: Ich habe gehört, dass man in der Schweiz wegen einer Radiojodbehandlung nicht in Quarantäne muss.

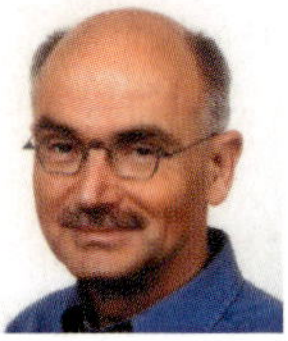

Dr. Gerhardt: In anderen Ländern, die andere Grenzwerte zu Grunde legen, kann eine Radiojodbehandlung mit kleinen Mengen auch ambulant durchgeführt werden und man muss nicht im Krankenhaus bleiben.

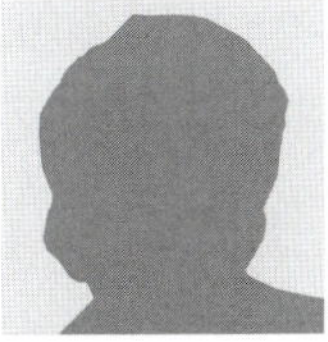

Frage: Was passiert während der Quarantäne?

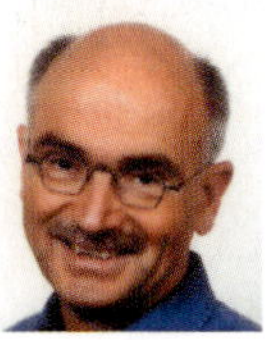

Dr. Gerhardt: Die Radiojod-Patienten können sich auf der Station frei bewegen und sich auch gemeinsam beschäftigen. Besuch von Angehörigen können Sie während dieser Zeit nicht bekommen. Das Klinikpersonal hält den Kontakt möglichst kurz.

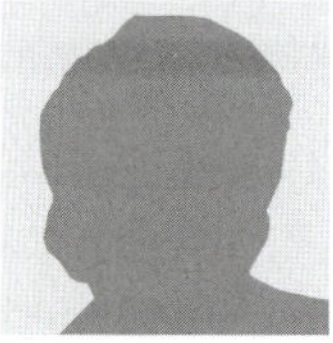

Frage: Ist die Radiojodbehandlung gefährlich?

Dr. Gerhardt: Nein. Sie wird seit mehr als 50 Jahren millionenfach angewendet und es wurden keine negativen Auswirkungen beobachtet. Nur bei Schwangeren darf sie nicht durchgeführt werden.

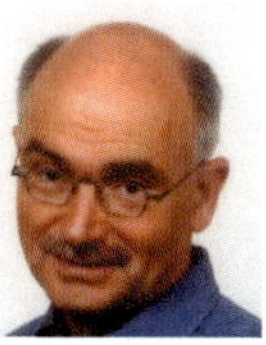

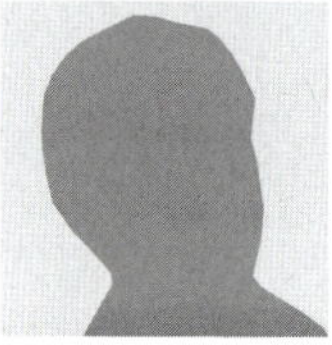

Frage: Seit Monaten habe ich ein Druckgefühl im Hals. Einen Schal oder engen Rollkragen kann ich am Hals nicht ertragen. Meine Schilddrüsenhormonwerte im Blut sind in Ordnung. Was ist mit mir?

Dr. Gerhardt: Was Sie beschreiben, kann von einem Kropf ausgelöst sein. Ein Kropf ohne gleichzeitige Über- oder Unterfunktion der Schilddrüse verändert nicht die Hormonwerte im Blut. Lassen Sie durch eine Ultraschalluntersuchung klären, ob Ihre Schilddrüse vergrößert ist oder ob Knoten vorhanden sind. Andererseits kommen solche Druckgefühle auch bei anderen Erkrankungen und bei nervösen Störungen vor.

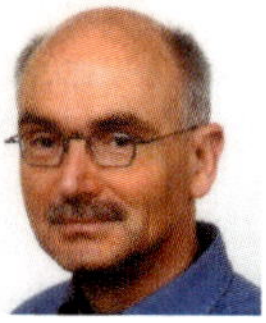

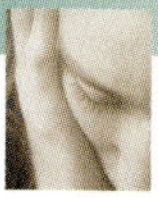

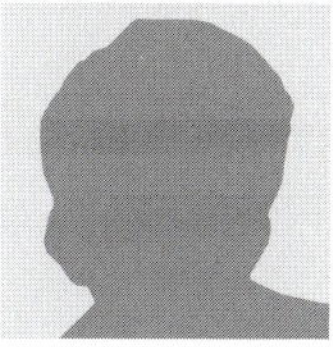

Frage: Ich war wegen Herzrhythmusstörungen beim Arzt und jetzt wurde bei mir ein heißer Knoten festgestellt. Wie gefährlich ist das?

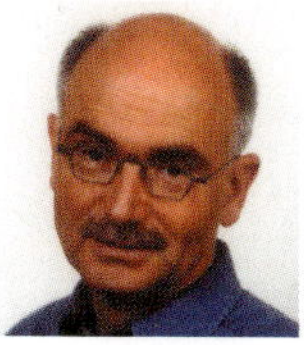

Dr. Gerhardt: Heiße Knoten sind Gewebeveränderungen in der Schilddrüse. Sie produzieren vermehrt und unkontrolliert Schilddrüsenhormone. So kommt es zur Überfunktion. Eine Folge davon können Ihre Herzrhythmusstörungen sein. Überhaupt arbeitet der Stoffwechsel auf Hochtouren. Innere Unruhe, Gewichtsabnahme, Schwitzen und Schlafstörungen können als Folge davon auftreten. Eine Operation oder Radiojodbehandlung kann den heißen Knoten sicher beseitigen.

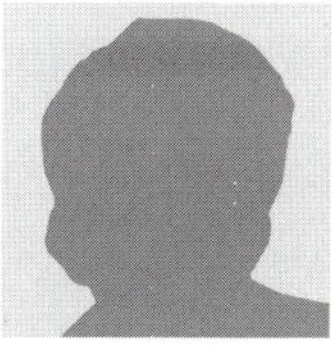

Frage: Mein Arzt hat bei mir eine Schilddrüsenüberfunktion festgestellt. Ich soll jetzt möglichst wenig Jod aufnehmen. Aber überall lese ich, dass in der Wurst und im Brot Jodsalz steckt. Ist das für mich gefährlich?

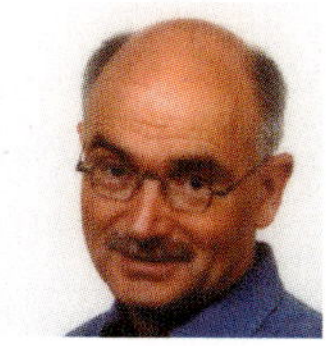

Dr. Gerhardt: Nein. Deutschland ist noch immer Jodmangelgebiet und die Jodmenge, die Sie mit Lebensmitteln aufnehmen, ist nicht gefährlich für Sie. Allerdings sollten Sie Seefisch, Algenprodukte oder andere Meeresfrüchte meiden. Diese liefern höhere Jodmengen.

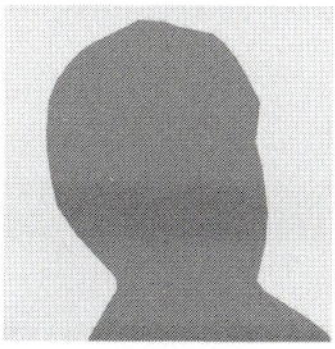

Frage: In einer Ultraschalluntersuchung wurden bei mir Knoten in der Schilddrüse festgestellt. Wie gefährlich sind die für mich?

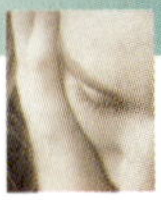

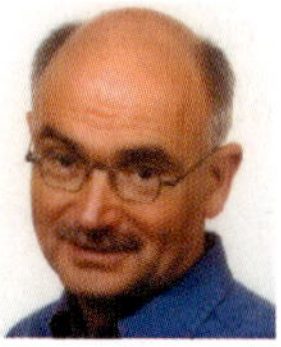

Dr. Gerhardt: Knoten in der Schilddrüse können heiß oder kalt sein. Ein Szintigramm kann dies klären. Heiße Knoten sind überaktiv, produzieren zu viele Schilddrüsenhormone und verursachen die Überfunktion der Schilddrüse. Ein kalter Knoten ist ein funktionsloses Gewebe, das keine Hormone mehr produziert. Da kalte Knoten aber in ein bis fünf Prozent der Fälle bösartig sein können, führt der Arzt bei Verdacht eine Gewebeuntersuchung durch.

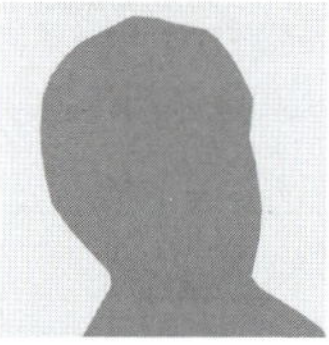

Frage: Ich wurde schon zweimal an der Schilddrüse operiert. Jetzt ist sie schon wieder gewachsen. Soll ich mich noch einmal operieren lassen?

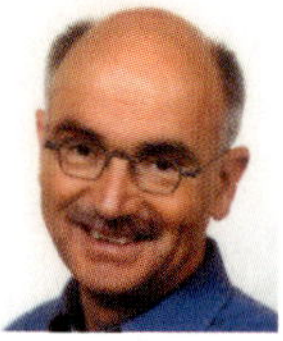

Dr. Gerhardt: Nach Operationen vernarbt auch innerlich das Gewebe. Das macht es für den Operateur immer schwieriger und die Risiken steigen, dass zum Beispiel der Stimmbandnerv verletzt wird. Deshalb sollten Sie mit Ihrem Arzt besprechen, ob nicht die Radiojodbehandlung die bessere Alternative ist.

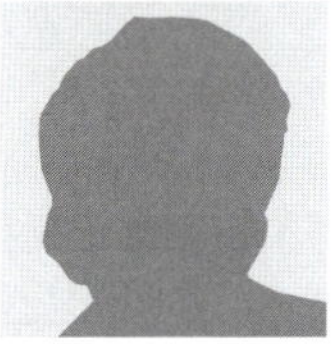

Frage: Ich bin schwanger und habe eine Schilddrüsenüberfunktion. Mein Arzt hat mir Thyreostatika verordnet. Ich habe jetzt Angst, dass dieses Medikament meinem Kind schadet.

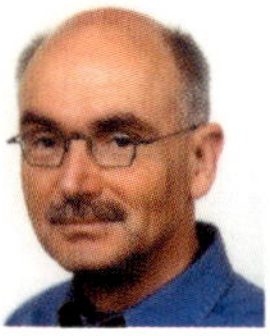

Dr. Gerhardt: Gerade in der Schwangerschaft ist es wichtig, dass Ihre Schilddrüsenüberfunktion behandelt wird. Deshalb sind die Einnahme des Medikamentes und regelmäßige Kontrollen bei Ihrem Arzt besonders wichtig. In der Schwangerschaft wird das Thyreostatikum so niedrig dosiert, dass es für Ihr Kind nicht schädlich ist.

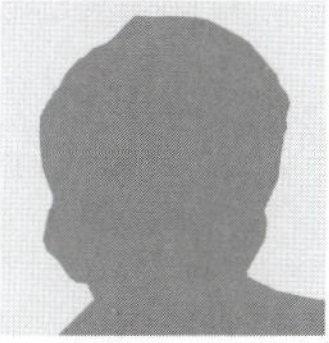

Frage: Ich stille mein Kind voll. Ist es durch die Muttermilch ausreichend mit Jod versorgt?

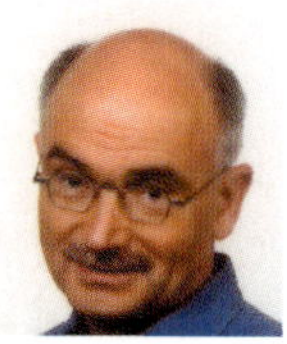

Dr. Gerhardt: Jod wird über die Muttermilch ausgeschieden und Ihr Baby kann seinen Jodbedarf nur über die Muttermilch decken. Daher empfehlen Experten, dass Sie während der Stillzeit Jodid-Tabletten einnehmen sollten. Der tägliche Jodbedarf für Schwangere und Stillende beträgt 230 bis 260 Mikrogramm pro Tag.

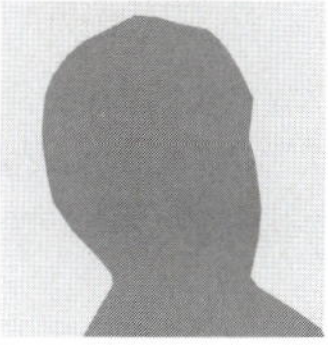

Frage: Bei mir wurde eine chronische Schilddrüsenentzündung festgestellt. Ich habe Schilddrüsenhormontabletten verschrieben bekommen. Wie lange muss ich die einnehmen?

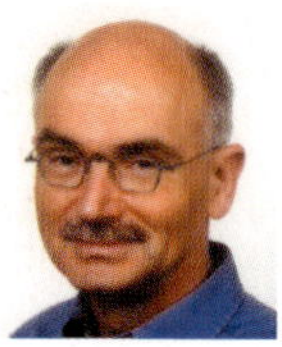

Dr. Gerhardt: Die chronische Schilddrüsenentzündung führt zu einer Zerstörung der Schilddrüse, so dass Sie sich nicht mehr selbst mit den lebensnotwendigen Hormonen versorgen können. Das übernehmen dann, ein Leben lang, Ihre Schilddrüsenhormontabletten.

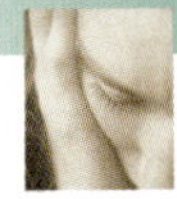

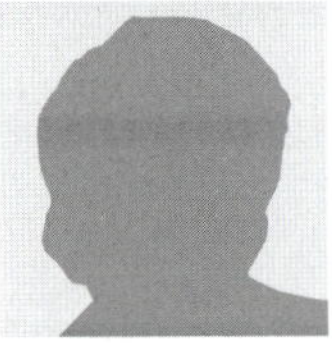

Frage: Bei mir wurde vor einem Jahr ein kalter Knoten operativ entfernt. Was kann ich tun, damit nicht wieder Knoten in meiner Schilddrüse wachsen?

Dr. Gerhardt: Jodmangel ist der häufigste Grund für das Entstehen von Knoten. Nehmen Sie daher - im Jodmangelgebiet Deutschland - Jodtabletten ein, um das restliche Schilddrüsengewebe gesund zu erhalten.

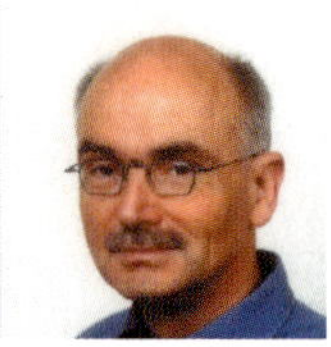

Selbsttest: Ist meine Schilddrüse krank?

Beantworten Sie die folgenden 16 Fragen. Notieren Sie sich von jeder Frage, die Sie mit Ja beantworten können, den angegebenen Buchstaben A, B oder C.

Fragen

Haben Sie das Gefühl, schlecht Luft zu bekommen?	*A*
Nehmen Sie an Gewicht ab, obwohl Sie genauso viel oder sogar mehr essen als früher?	*B*
Fühlen Sie sich nervös, gereizt, innerlich unruhig?	*B*
Nehmen Sie an Gewicht zu, obwohl Sie genauso viel oder sogar weniger essen als früher?	*C*
Stört Sie enge Kleidung am Hals?	*A*
Bestehen Schluckbeschwerden, ein Kloßgefühl?	*A*
Fühlen Sie sich müde, weniger leistungsfähig als früher?	*C*
Ist Ihr Pulsschlag beschleunigt oder unregelmäßig (Herzrasen)?	*B*
Schwitzen Sie viel, wenn es anderen nicht zu warm ist?	*B*

Frieren Sie, wenn es anderen nicht kalt ist?	C
Hat Ihr Halsumfang zugenommen?	A
Sind Ihre Haare struppig, die Haut trocken, die Fingernägel brüchig?	C
Haben Sie einen gleichmäßig über die Kopfhaut verteilten Haarausfall?	B
Hat sich Ihre Verdauung in Richtung Verstopfung verändert?	C
Haben Sie viele, weiche Stühle, teilweise durchfallartig?	B
Leiden Sie unter depressiven Verstimmungen?	C
Haben Sie Probleme mit dem Ein- oder Durchschlafen?	B

Auswertung

Welche Buchstaben haben Sie notiert?

Sie haben überwiegend A's gesammelt.

A Diese Probleme können durch einen Kropf verursacht werden. Er muss nicht unbedingt äußerlich erkennbar sein. Lassen Sie bei Ihrem Arzt überprüfen, ob sich ein Kropf entwickelt hat.

Sie haben überwiegend B's gesammelt.

B Sie haben Symptome, die sich einer Überfunktion zuordnen lassen. Solche Symptome kommen auch bei anderen Erkrankungen vor, einige sogar bei seelischen Problemen. Ob tatsächlich die Schilddrüse dahinter steckt, sollte über eine Blutuntersuchung geklärt werden.

Sie haben C's gesammelt

C Sie haben Symptome, die sich einer Unterfunktion zuordnen lassen. Solche Symptome kommen auch bei anderen Erkrankungen vor, einige sogar bei seelischen Problemen. Ob tatsächlich die Schilddrüse dahinter steckt, sollte über eine Blutuntersuchung geklärt werden.

Über- oder Unterfunktion? Eine Gegenüberstellung

Überfunktion	*Unterfunktion*
Gewichtsabnahme	*Gewichtszunahme*
schneller Puls	*langsamer Puls*
niedrige Cholesterinwerte	*hohe Cholesterinwerte*
viele, weiche Stühle (Durchfall)	*Darmträgheit, Verstopfung*
vermehrtes Schwitzen	*Kälteempfindlichkeit*
nervös, ruhelos, aufgekratzt	*müde, träge, lustlos*
weiche, rosige, jung wirkende Haut	*verdickte, trockene, blasse Haut*
gleichmäßig verteilter Haarausfall	*Haarausfall eher büschelartig*

Täglicher Jodbedarf in verschiedenen Lebensaltern*):

Säuglinge	40 - 80 Mikrogramm
Kinder unter 6 Jahren	100 - 120 Mikrogramm
Schulkinder	140 - 200 Mikrogramm
Während der Pubertät	200 Mikrogramm
Erwachsene	180
Schwangere und Stillende	230 - 260 Mikrogramm

**) Empfehlungen der Deutschen Gesellschaft für Ernährung e.V. (DGE) 2001*

Jod in Lebensmitteln - eine Auswahl

Wirklich gute Jodlieferanten sind Seefische und andere Meerestiere, keine dagegen die Süßwasser- oder Flussfische. In Feldsalat und Spinat steckt auch einiges an Jod. Sie sehen aber an der Tabelle, dass man

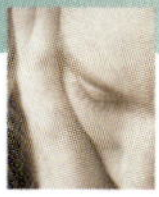

alleine mit der Ernährung kaum auf 150 - 300 Mikrogramm Jod täglich kommen kann. Auf jeden Fall ist es sinnvoll, zusätzlich jodiertes Speisesalz zu verwenden.

Lebensmittel	*Jodgehalt in Mikrogramm pro 100g essbarer Anteil*	*Erforderliche Menge des Lebensmittels in Gramm, um 100 Mikrogramm Jod aufzunehmen*
Meeresfrüchte / Fisch / Schellfisch	*234*	*41*
Seelachs	*200*	*50*
Kabeljau	*170*	*59*
Calamari	*160*	*63*
Miesmuschel	*130*	*77*
Garnele	*130*	*77*
Auster	*58*	*170*
Aal	*4*	*2500*
Forelle	*4*	*2500*

Fleisch		
Schweinefleisch	*5,2*	*1923*
Rindfleisch	*6,8*	*1471*
Kalbfleisch	*2,8*	*3571*

Milch/Milchprodukte, Ei		
Trinkmilch 3,5%	*6,1*	*1639*
Speisequark 40%	*3,4*	*2941*
Kondensmilch	*8,8*	*1136*

Lebensmittel	Jodgehalt in Mikrogramm pro 100g essbarer Anteil	Erforderliche Menge des Lebensmittels in Gramm, um 100 Mikrogramm Jod aufzunehmen
Edamer Käse	4	2500
Hühnerei	9,8	1020

Obst		
Apfel	1,6	6250
Ananas	bis 9,8	1020
Kirsche	0,3	33300

Gemüse		
Spinat	12	833
Kartoffel	1,5	6666
Feldsalat	bis 62	161
Brokkoli	15	667
Champignons	18	555

Getreide		
Roggenbrot	8,5	1176
Haferflocken	5,9	1695
Weißbrot	5,8	1724
Reis	2,2	4500

Jod ist auch in Algen enthalten: 1 Gramm getrocknete Meeresalgen enthält bis zu 6500 Mikrogramm Jod! Es gibt zudem Quell- und Mineralwasser mit hohem Jodgehalt.

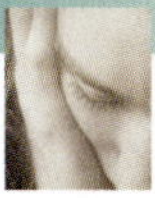

Urintest auf Jod

Mit dem Urojodtest misst man per Teststäbchen im Urin die ausgeschiedene Jodmenge. Herrscht eine Unterversorgung mit Jod vor, ist wenig Jod im Urin nachweisbar. Verbessert sich die Jodversorgung, lässt sich dies mit dem Jodtest nachweisen.

Wundbehandlungsmittel, Desinfektionsmittel und andere jodhaltige Präparate

Die WHO empfiehlt eine Jodaufnahme von 100 bis 300 Mikrogramm täglich. Bei einer solchen Dosis besteht kein Risiko, durch einen Jodmangel zu erkranken.
Höhere Joddosen, die durch Röntgenkontrastuntersuchungen, Desinfektionsmittel, jodhaltige Medikamente oder Meeresalgenpräparate in den Körper gelangen, können riskant sein. Sie können bei Menschen, die einen heißen Knoten haben, welcher nicht mehr den übergeordneten Hormonen gehorcht, eine Überfunktion auslösen. Auch Menschen mit einer Schilddrüsenentzündung sollten hohe Joddosen vermeiden.

Der Arbeitskreis Jodmangel hat eine Broschüre zusammengestellt, die jodhaltige Präparate auflistet. Darunter befinden sich Wundbehandlungsmittel, Desinfektionsmittel, Hautsalben, Arteriosklerosemittel, Venenmittel, Lipidsenker, Mittel gegen Hämorrhoiden, Schmerzmittel, Entzündungshemmer, Hustenmittel, Herzmedikamente, Algenpräparate, Nasentropfen, Röntgenkontrastmittel und andere mehr.
Meeresalgenpräparate weisen beispielsweise in 1 kg Trockenmasse bis zu 6500 mg auf. In 1 g Algen-Trockenmasse sind das bis zu 6500 Mikrogramm Jod.

Die Broschüre kann mit einem an Sie selbst frankierten Rückumschlag angefordert werden unter folgender Adresse:

Arbeitskreis Jodmangel
Postfach 1541
64505 Groß-Gerau.

„Kropfgemüse" und andere kropffördernde Substanzen

Nicht nur Jodmangel ist Ursache einer Kropfbildung. Auch bestimmte Nahrungsmittel und Substanzen können sich kropffördernd auswirken:

- Thiocyanate in Kohlarten, Weißklee, Soja, Bohnen
- Zigarettenrauch
- Zyanoglykoside in Mais und Süßkartoffeln
- Nitrate und Urochrome sowie ein hoher Härtegrad im Trinkwasser
- Thyreostatika
- Sulfonamide
- Lithium
- Schmerz- und Rheumamittel mit den Wirkstoffen Phenylbutazon oder Salizylate
- Selenmangel.

Gefahr für die Schilddrüse bei Reaktorunfällen

Radioaktive Strahlenbelastung der Schilddrüse nach Freisetzung von radioaktivem Jod (J^{131}) bei Reaktorunfällen führt zu erhöhter Krebsgefahr für die Schilddrüse.

Man kann dies verhindern, indem man der Schilddrüse bei einem Unfall sofort „normales“ hochdosiertes Jod zuführt. Dadurch ist sie jodgesättigt und damit blockiert für radioaktives Jod. Die empfohlene Menge nach einem Unfall beträgt 100 mg Jod. Diese Dosis ist 500-mal höher als der durchschnittliche tägliche Jodbedarf von 200 Mikrogramm.

Die Weltgesundheitsorganisation und die Strahlenschutzkommission empfehlen diese Vorsichtsmaßnahme für alle Personen zwischen 0 und 45 Jahren. Da bei über 45-Jährigen das Risiko, durch die Gabe von hohen Jodmengen eine Schilddrüsenüberfunktion auszulösen, steigt, wird es ab diesem Alter nicht mehr pauschal empfohlen. Kinder erhalten in verschiedenen Lebensaltern unterschied-liche Joddosen. Für Schwangere und Stillende wird eine Jodblockade grundsätzlich empfohlen.

Wichtig ist die rechtzeitige Einnahme, also kurz vor, aber nicht später als 2 Stunden nach Einatmen der jodradioaktiven Luft. Die öffentlichen Behörden oder der Arzt fordern im Unglücksfall zur Jodeinnahme auf. Zwar hat die Bundesregierung für einen solchen Fall auch Joddepots eingerichtet. Da aber schnelles Handeln in diesem Fall das Erkrankungsrisiko vermindert, empfiehlt z. B. der Vorsitzende des Berufsverbandes der Allgemeinärzte (BDA) Professor Klaus-Dieter Kossow, mit einem eigenen Vorrat an Jodtabletten die öffentliche Vorsorge zu ergänzen. Teilweise gibt es nur ein Präparat in deutschen Apotheken, das den weltweiten WHO-Richtlinien entspricht.

Welcher Arzt untersucht die Schilddrüse?

Es gibt nicht „den“ Facharzt für Schilddrüsenkrankheiten, sondern:

Ihr Hausarzt oder Internist untersucht Sie körperlich und nimmt eine erste Blutuntersuchung vor. Eine Ultraschalluntersuchung schließt sich an. Je nach Ergebnis sind dann weitere Untersuchungen auch bei anderen Fachärzten nötig.

Der Endokrinologe ist der Spezialist für Hormonstörungen.
Große Gebiete der Diagnose, aber auch der Behandlung übernimmt der Facharzt für Radiologie und Nuklearmedizin („Röntgenarzt"). Er ist in besonderer Weise spezialisiert auf Untersuchungen der Schilddrüse. Er übernimmt Ultraschall, Szintigraphie, Blutuntersuchungen, spezielle Röntgenverfahren, schlägt Behandlungsmethoden vor und ist zuständig für die Radiojodbehandlung.
Die operativen Maßnahmen übernehmen die Chirurgen.
Manches - wie die Überprüfung des Stimmbandnervs - übernimmt der HNO-Arzt.
Spezialist für die Problematik der endokrinen Augenerkrankung ist der Augenarzt.

Unter www.Schilddruese-und-mehr.de kann man nach einem Schilddrüsen-Spezialisten - nach Postleitzahlgebieten sortiert - suchen.

Radiojodzentren in Deutschland

In diesem Ratgeber ist mehrfach von einer Radiojodtherapie die Rede. Nicht alle Schilddrüsenspezialisten können diese Therapie aber durchführen. Auf dieser Karte finden Sie spezialisierte Ärzte und Radiojodzentren in Deutschland.

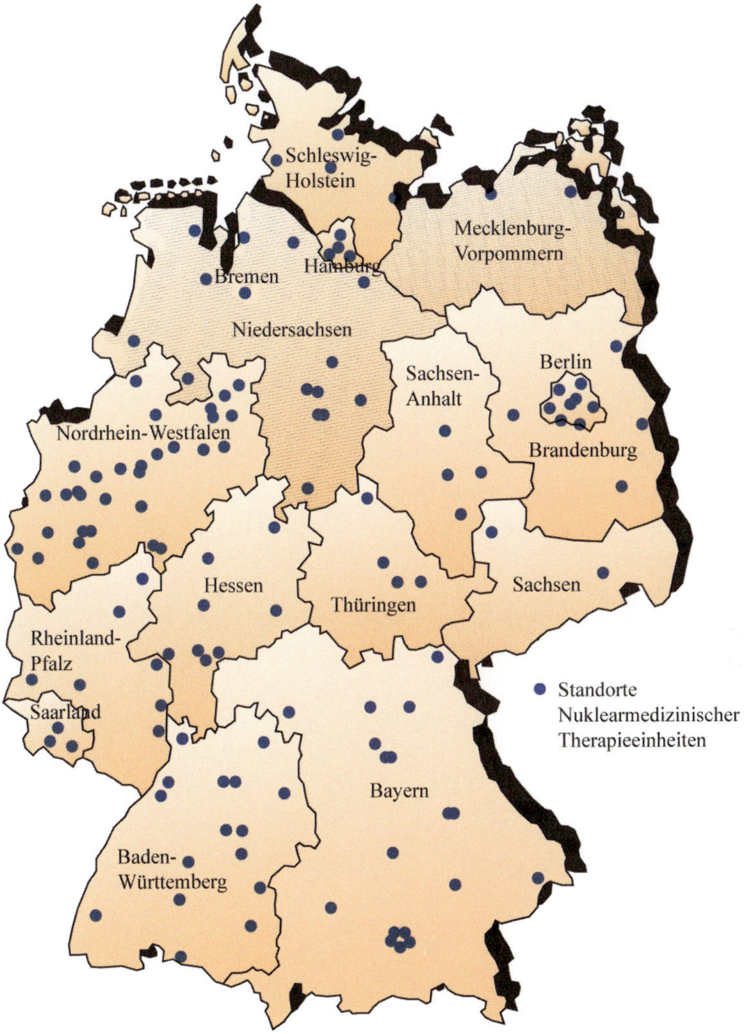
Schleswig-
Holstein
Mecklenburg-
Vorpommern
Hamburg
Bremen
Niedersachsen
Berlin
Sachsen-
Anhalt
Brandenburg
Nordrhein-Westfalen
Hessen
Thüringen
Sachsen
Rheinland-
Pfalz
Saarland
Bayern
Baden-
Württemberg
Standorte
Nuklearmedizinischer
Therapieeinheiten

Radiojodtherapie im Ausland

Da Nachbarländer wie die Schweiz oder die Niederlande andere Strahlenschutzgrenzwerte haben, ist dort auch eine ambulante Therapie zum Beispiel bei der Behandlung von heißen Knoten möglich. Wer in Deutschland versichert ist und dies in Anspruch nehmen möchte, sollte vorher klären, ob eine Kostenübernahme durch die Krankenversicherung möglich ist. Sinnvoll ist es, wenn Ihr Nuklearmediziner mit den ausländischen Kollegen zusammenarbeitet und die Vor- und Nachbetreuung übernimmt.

Normwerte für Blutuntersuchungen

Die unten angegebenen Werte dienen als Anhaltspunkte, da von Labor zu Labor Abweichungen üblich sind. Die verbindlich für Sie gültigen Normwerte sind auf dem Befund Ihrer Blutuntersuchung angegeben. Die Aufschlüsselung der Abkürzungen finden Sie am Ende dieses Servicebereichs.

TSH 0,3 - 4,0 mU/l
T_4 5,5 - 11 Mikrogramm/dl
T_4 77 - 142 nmol/l
fT_4 10 - 23 pmol/l
fT_4 0,8 - 1,8 ng/dl
T_3 0,9 - 1,8 ng/ml
T_3 1,4 - 2,8 nmol/l
fT_3 5,4 - 12,3 pmol/l
fT_3 3,5 - 8,0 ng/l
TBG 182 - 582 nmol/l (Thyroxin bindendes Globulin)

Service

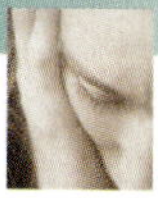

Tg < 50ng/l (bei Euthyreose, also normaler Schilddrüsenfunktion)
Tg < 2,0 ng/l (bei Athyreose, also wenn keine Schilddrüse vorhanden ist)
Tg-AK < 100 U/ml negativ (d. h. keine erhöhten Antikörper im Blut)
Tg-AK < 100 - 200 U/ml grenzwertig
Tg-AK > 200 positiv U/ml (d. h. erhöhter Antikörperspiegel im Blut)
TPO-AK < 100 IU/ml negativ
TPO-AK < 100 - 200 IU/ml grenzwertig
TPO-AK > 200 IU/ml positiv
TSH-Rez.-AK < 9 U/l negativ
TSH-Rez.-AK 9 - 14 U/l grenzwertig
TSH-Rez.-AK > 14 U/l positiv
Calcitonin < 10pg/ml Frauen
Calcitonin < 25pg/ml Männer
Parathormon 15 - 65 pg/ml
Kalzium 2,2 - 2,65 mmol/l

Service

Weiterführende Informationen

Online-Gesundheitszentrum Dr. Günter Gerhardt

Dies ist eine Informations- und Kommunikationsplattform mit der herausragenden Besonderheit eines individuell auf den Benutzer zugeschnittenen Gesundheitsmanagers, z. B. auch zu Depression, der kostenlos zur Verfügung steht.

http://www.online-gesundheitszentrum.de

- **Links**

Selbsthilfegruppen

http://www.Schilddruesenliga.de
http://www.Schilddruesenselbsthilfe.de
http://www.Sd-krebs.de

Infos zur Schilddrüse

http://www.Schilddruese.de
http://www.Forum-Schilddruese.de
http://www.Schilddruese-und-mehr.de

- **Hilfreiche Adressen**

Selbsthilfegruppen
Schilddrüsen-Liga Deutschland e.V.

Waldstraße 73,
53177 Bonn

Selbsthilfegruppe Konstanz

Hardtstraße 15,
78467 Konstanz

Broschüren gibt es bei:

Forum Schilddrüse e.V.

Rembrandtstr. 13,
60596 Frankfurt am Main

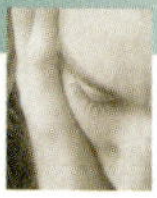

Schilddrüsen-Initiative Papillon
Postfach 110444,
10843 Berlin

Arbeitskreis Jodmangel
Postfach 1541,
64505 Groß-Gerau

SDID
Schilddrüsen-Informationsdienst ,
Bolongarostraße 82,
65929 Frankfurt

- **Bücher über die Schilddrüse für Laien**

Prof. Dr. Dr. med. Spelsberg und Dr. med. Negele
Ärztlicher Ratgeber Schilddrüse,
Wort und Bildverlag, 2000,
Euro 17,80,
PZN 1207370,
248 Seiten,
über 100 farbige Abbildungen und Fotos.
Ausführlich, übersichtlich, aktuell und gut verständlich. Durch reichlich Fotomaterial, Randnotizen und Übersichten sehr attraktiv aufbereitet. Das Buch ist nur über die Apotheke zu beziehen oder direkt beim Wort und Bildverlag, Konradshöhe, 82065 Baierbrunn

Prof. Dr. med. Pfannenstiel, Prof. Dr. med. Hotze, Dr. phil. Schwarz, **Der große Trias-Ratgeber**,
Trias Verlag, 1999,
Euro 22,95,
ISBN 3-89373-517-8,
264 Seiten,
Illustrationen, keine Fotos.
Umfassendes Werk, das wohl kaum eine Frage des Laien unbeantwortet lässt. Der Sprachwitz des Buches ist zunächst gewöhnungsbedürftig, dann unterhaltsam.

Prof. Dr. med. Pfannenstiel, Prof. Dr. med. Hotze
Wirksame Hilfe für die Schilddrüse,
Trias Verlag, 2003,
144 Seiten,
Euro 14,95,
ISBN- 3-8304-3083-3,
Farb- und Schwarzweißfotos.
Ein auch optisch gut strukturiertes Buch, das dem Laien die Schilddrüse verständlich macht und seine Fragen beantwortet. Mit zahlreichen Selbst-Check-Fragen zu den verschiedenen Schilddrüsenstörungen.

Kleines Schilddrüsenlexikon

Adenom: gutartiger Knoten in einer Drüse.

Adenom, autonomes: Knoten, der ohne die Regulation der Hirnanhangdrüse Schilddrüsenhormone produziert. (Siehe: heißer Knoten.)

Antikörper: Abwehrstoffe, die das Immunsystem gegen körperfremde Stoffe produziert.

Aplasie: das Fehlen eines Organs von Geburt an.

Aspirationszytologie: mikroskopische Untersuchung der Zellen, die bei einer Feinnadelpunktion angesaugt wurden.

Athyreose: das angeborene völlige Fehlen der Schilddrüse.

Autoantikörper: Abwehrstoffe, die das Immunsystem gegen körpereigene Stoffe produziert.

Autoimmunhyperthyreose: Schilddrüsenüberfunktion, deren Ursache eine Autoimmunkrankheit ist.

Autoimmunhypothyreose: Schilddrüsenunterfunktion, deren Ursache eine Autoimmunkrankheit ist.

Autoimmunkrankheit: Krankheit, die durch körpereigene Abwehrstoffe (Autoantikörper) verursacht ist. Das Immunsystem produziert Abwehrstoffe gegen den eigenen Körper und schädigt ihn.

Autoimmunthyreoiditis: Schilddrüsenentzündung, die durch körpereigene Abwehrstoffe (Autoantikörper) verursacht wird.

Autonom: unabhängig, selbstständig.

Autonomie der Schilddrüse: selbstständiges Arbeiten der Schilddrüsenzellen. Die Hormonproduktion ist nicht am tatsächlichen Bedarf orientiert und lässt sich nicht von der Hirnanhangdrüse beeinflussen. Dies führt zur Überfunktion der Schilddrüse.

Basedowerkrankung, Basedow'sche Krankheit: Schilddrüsenüberfunktion, die durch eine Autoimmunkrankheit ausgelöst ist. Häufig ist sie kombiniert mit einem Hervortreten der Augen oder anderen Symptomen der endokrinen Orbitopathie. Die Krankheit ist nach dem Arzt Karl Adolf von Basedow benannt.

benigne: gutartig.

Calcitonin (Kalzitonin): Hormon für den Calciumstoffwechsel (Kalziumstoffwechsel), wird in den C-Zellen der Schilddrüse gebildet.

Carbimazol: Medikament, das bei einer Schilddrüsenüberfunktion eingesetzt wird. Gehört zu den Schilddrüsenblockern oder Thyreostatika.

Computertomographie: spezielles Röntgenverfahren, bei dem der Körper schichtweise abgebildet wird.

Dekompensation: Entgleisung.

endokrin: in den Blutkreislauf Stoffe absondernd.

endokrine Drüsen: Hormon produzierende Drüsen wie Schilddrüse, Nebenschilddrüse, Eierstöcke, Hoden, Nebenniere, Hypophyse (Hirnanhangdrüse). Sie alle sondern ihr Sekret ins Körperinnere ab. (s. a. exokrine Drüsen).

endokrine Orbitopathie: vom Immunsystem ausgehende Augenerkrankung, häufig kombiniert mit der Basedowerkrankung.

Endokrinologe: Arzt, der sich mit den Erkrankungen der endokrinen, inneren Drüsen beschäftigt, also ein Spezialist für Hormonstörungen.

Epithelkörperchen: Nebenschilddrüsen. Sie regulieren mit ihrem Parathormon den Kalziumstoffwechsel.

Euthyreose: normale Schilddrüsenfunktion.

euthyreote Stoffwechsellage: die Stoffwechsellage ist gekennzeichnet durch normale Schilddrüsenhormonwerte.

exokrine Drüsen: Flüssigkeits produzierende Drüsen wie Speichel- oder Tränendrüsen, geben nach außen hin Flüssigkeit ab (s. a. endokrine Drüsen).

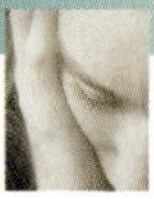

Exophthalmus: Hervortreten der Augen.

DeQuervain-Thyreoiditis: schmerzhafte, durch Viren verursachte Schilddrüsenentzündung. Sie heißt auch subakute Entzündung, da sie akut beginnt, aber länger anhält.

Feinnadelpunktion: Gewebegewinnung mittels einer feinen Nadel zur anschließenden mikroskopischen Untersuchung.

Gammakamera: Messgerät des Nuklearmediziners, mit dem die Szintigramme der Schilddrüse erstellt werden.

Glandula thyreoidea: Schilddrüse.

Hashimoto-Thyreoiditis: chronische Schilddrüsenentzündung (Thyreoiditis), die zur Unterfunktion der Schilddrüse führt. Nach dem japanischen Entdecker Hashimoto benannt.

heißer Knoten: Knoten in der Schilddrüse, der besonders viel Jod aufnimmt und speichert. Er ist Verursacher einer Schilddrüsenüberfunktion. Im Szintigramm zeigt er sich mit den „heißen" Farben rot und gelb.

Hirnanhangdrüse: Hypophyse. Zum Gehirn gehörende Drüse, die Hormone produziert.

Hormone: Botenstoffe, die von inneren (endokrinen) Drüsen produziert werden. Sie übermitteln Informationen an Zellen oder Organe.

Hyperthyreose: Überfunktion der Schilddrüse.

Hypophyse: Hirnanhangdrüse. Zum Gehirn gehörende Drüse, die Hormone produziert.

Hypothyreose: Schilddrüsenunterfunktion

Immunsystem: körpereigenes Abwehrsystem, das uns gegen körperfremde Substanzen, z. B. Krankheitserreger, schützt.

Immunthyreoiditis: Schilddrüsenentzündung, die vom eigenen Immunsystem verursacht wird.

Indikation (indiziert): medizinisch begründete, angezeigte Maßnahme.

Jod: Spurenelement. Der „Rohstoff für die Fabrik" Schilddrüse, den sie benötigt, um die Schilddrüsenhormone T_3 und T_4 zu produzieren.

Jodprophylaxe: vorbeugende Maßnahme zur Abwendung des Jodmangels und seiner Folgen.

kalter Knoten: Knoten in der Schilddrüse, der kaum oder kein Jod aufnimmt. Er ist funktionsgemindert oder funktionslos und produziert praktisch keine Schilddrüsenhormone. In seltenen Fällen enthält er bösartiges Krebsgewebe. Im Szintigramm zeigt er sich mit den kalten Farben blau und violett.

Kalzitonin (Calcitonin): Hormon für den Kalziumstoffwechsel (Calciumstoffwechsel), wird in den C-Zellen der Schilddrüse gebildet.

Karzinom: bösartiges Gewebe, Krebs.

Kernspintomographie: Magnetresonanztomographie (MRT). Ähnlich wie bei der Computertomographie wird der Körper in Schichten abgebildet, hier mithilfe von Magnetfeldern.

Kontrastmittel: Substanz, die Röntgenstrahlen schwächer oder stärker aufnimmt (absorbiert) als das Gewebe. Wenn ein Gewebe also Kontrastmittel aufgenommen hat, wird es in der Röntgenuntersuchung hervorgehoben.

Kropf: Struma, vergrößerte und/oder knotige Schilddrüse.

Levothyroxin (L-Thyroxin): Medikament aus dem synthetisch hergestellten Schilddrüsenhormon Thyroxin (T_4).

Liothyronin: ein anderes Wort für „Trijodthyronin", das T_3-Hormon der Schilddrüse.

Magnetresonanztomographie (MRT): Kernspintomographie. Ähnlich wie bei der Computertomographie wird der Körper in Schichten abgebildet, hier mithilfe von Magnetfeldern.

MAK: alte Bezeichnung für TPO-Antikörper. Antikörper, die bei autoimmunbedingten Schilddrüsenerkrankungen im Blut erhöht sein können.

maligne: bösartig

MEN: multiple endokrine Neoplasie. Bezeichnet das vererbbare gleichzeitige Vorkommen von Tumoren verschiedener innerer Drüsen.

Metastasen: Tochtergeschwülste bösartiger Tumoren.

Morbus Basedow: siehe Basedowerkrankung.

Nebenschilddrüsen: Epithelkörperchen; sie regulieren mit ihrem Hormon, dem Parathormon, den Kalziumstoffwechsel.

Neoplasie: Neubildung von Gewebe, Tumor.

Neuromonitoring: elektrische Stimulation und damit Ortung des Stimmbandnervs während der Schilddrüsenoperation. Dadurch kann im Gefahrenbereich des Nervs besonders aufmerksam gearbeitet werden.

Nuklearmediziner: Arzt, der radioaktive Substanzen zur Diagnose und Therapie einsetzt.

Ösophagus: Speiseröhre.

Orbitopathie: Erkrankung der Augenhöhle.

Parathormon: Hormon der Nebenschilddrüsen. Es regelt den Kalzium- und Phosphatstoffwechsel.

Prognose: Vorhersage über den Verlauf einer Erkrankung.

Prophylaxe: Vorbeugung.

Radiojod: künstlich radioaktiv gemachtes Jod.

Radiojodtherapie: Behandlungsmethode, bei der radioaktives Jod in geringer Menge gezielt eingesetzt wird. Das Radiojod wird in Form einer Kapsel geschluckt und erreicht über die Blutbahn die Schilddrüse. Dort werden durch die radioaktive Strahlung Schilddrüsenzellen vernichtet. So lässt sich zum Beispiel eine Überfunktion beseitigen.

Radionuklid-Uptake: Die Einnahme einer radioaktiven Substanz, die von der Schilddrüse aufgenommen wird. Die Höhe der aufgenommenen Menge lässt Rückschlüsse auf die Produktivität der Schilddrüse zu.

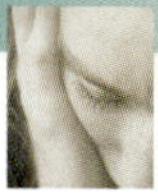

Rekurrensparese: Lähmung des Stimmbandnervs.

Rezidiv: Wiederauftreten einer Erkrankung, Rückfall.

Rezidivprophylaxe: Verhinderung eines Rückfalls. Beim Schilddrüsenkropf bedeutet dies: Vorbeugung gegen ein erneutes Kropfwachstums im Anschluss an eine erfolgreiche Behandlung.

Sonographie: Ultraschalluntersuchung.

Struma: Kropf, Vergrößerung und/oder knotige Veränderung der Schilddrüse.

Substitutionstherapie: Ersatz eines fehlenden Stoffes durch Medikamente, z. B. Ersatz für die Schilddrüsenhormone bei Unterfunktion.

Suppression: Unterdrückung.

Szintigramm: Ergebnis der Szintigraphie. Es lässt Aussagen über die Funktion der Schilddrüse zu.

Szintigraphie: Untersuchungsmethode, bei der eine zuvor injizierte und über die Blutbahn in die Schilddrüse gelangte schwach radioaktive Substanz bildlich dargestellt wird. Aufgrund der Aufnahme, Verteilung und Speicherung dieser schwach radioaktiven Substanz in der Schilddrüse können Aussagen über die Funktion der Schilddrüse gemacht werden.

Tachykardie: schneller Puls, schneller Herzschlag.

TAK: Thyreoglobulin-Antikörper (Tg-Antikörper), die bei autoimmunbedingten Schilddrüsenerkrankungen im Blut erhöht sein können.

Tetrajodthyronin: das Schilddrüsenhormon T_4.

Thiamazol: Medikament, das bei einer Schilddrüsenüberfunktion eingesetzt wird. Gehört zu den Schilddrüsenblockern oder Thyreostatika.

Thyreoglobulin (Tg): Speichereiweiß der Schilddrüsenhormone.

Thyreoglobulin-Antikörper (TAK): Abwehrstoffe gegen Thyreoglobuline, die bei autoimmunbedingten Schilddrüsenerkrankungen im Blut erhöht sein können. Auch als Tg-Antikörper bezeichnet.

Thyreoiditis: Schilddrüsenentzündung.

Thyreostatika: Medikamente zur Behandlung der Schilddrüsenüberfunktion. Auch als Schilddrüsenblocker bezeichnet.

Thyreotropin Releasing Hormon (TRH): Hormon, das aus der Hirnregion Hypothalamus stammt und die Hirnanhangdrüse zur Freisetzung des TSH veranlasst.

Thyroxin (T_4) : Das Schilddrüsenhormon Tetrajodthyronin.

Thyroxin bindendes Globulin (TBG): Transportprotein für Schilddrüsenhormone.

TPO-Antikörper: Antikörper gegen das Schilddrüsenenzym thyreoidale Peroxidase, die bei autoimmunbedingten Schilddrüsenerkrankungen im Blut erhöht sein können.

Trachea: Luftröhre.

TR-AK: TSH-Rezeptor-Antikörper, die bei der autoimmunbedingten Schilddrüsenerkrankung Morbus Basedow im Blut erhöht sein können.

Tremor: Zittern, Muskelzuckungen.

TRH: Thyreotropin Releasing Hormon. Hormon, das aus der Hirnregion Hypothalamus stammt und die Hirnanhangdrüse zur Freisetzung des TSH veranlasst.

Trijodthyronin: das Schilddrüsenhormon T_3.

TSH: thyreoideastimulierendes Hormone. Das Hormon der Hirnanhangdrüse, welches die Schilddrüse stimuliert, die Schilddrüsenhormone zu produzieren.

Uptake: Messwert für die Aufnahme einer radioaktiven Substanz in der Schilddrüse. Ein hoher Uptake findet sich bei Überfunktion, ein niedriger bei Entzündungen, kalten Knoten und Unterfunktion.

Zungengrundschilddrüse: versprengtes Schilddrüsengewebe, das sich am Zungengrund entwickelt hat.

Zyste: flüssigkeitsgefüllter Hohlraum, der sich in einem Organ entwickelt hat.

zytologische Untersuchung: Untersuchung einzelner Zellen (Zyten) auf krankhafte Veränderungen.

Fotos

dr.gerhardt media gmbh, Frankfurt: 12, 17, 18, 20, 94, 95, 96, 97, 98, 99, 100, 101, 102; **TRIAS Verlag in MVS Medizinverlage Stuttgart GmbH & Co. KG., Oswald-Hesse-Str. 50, 70469 Stuttgart:** 22, 31, 32, 34/35, 50, 63, 66, 70/71, 84, 89, 92/93; **MEV Verlag GmbH, Wolframstrasse 3, 86161 Augsburg:** 14/15, 24/25, 37, 43, 56, 59, 73, 82/83; **Cramer-Gesundheits-Consulting (CGC) GmbH, Bolongarostraße 82, 65929 Frankfurt/Main**: 21, 36; **Dr. Gabriele von der Weiden**: 26; mit freundlicher Genehmigung von **Klein & Halm Grafik-Design, Krefelder Strasse 6, D-10555 Berlin:** 111.

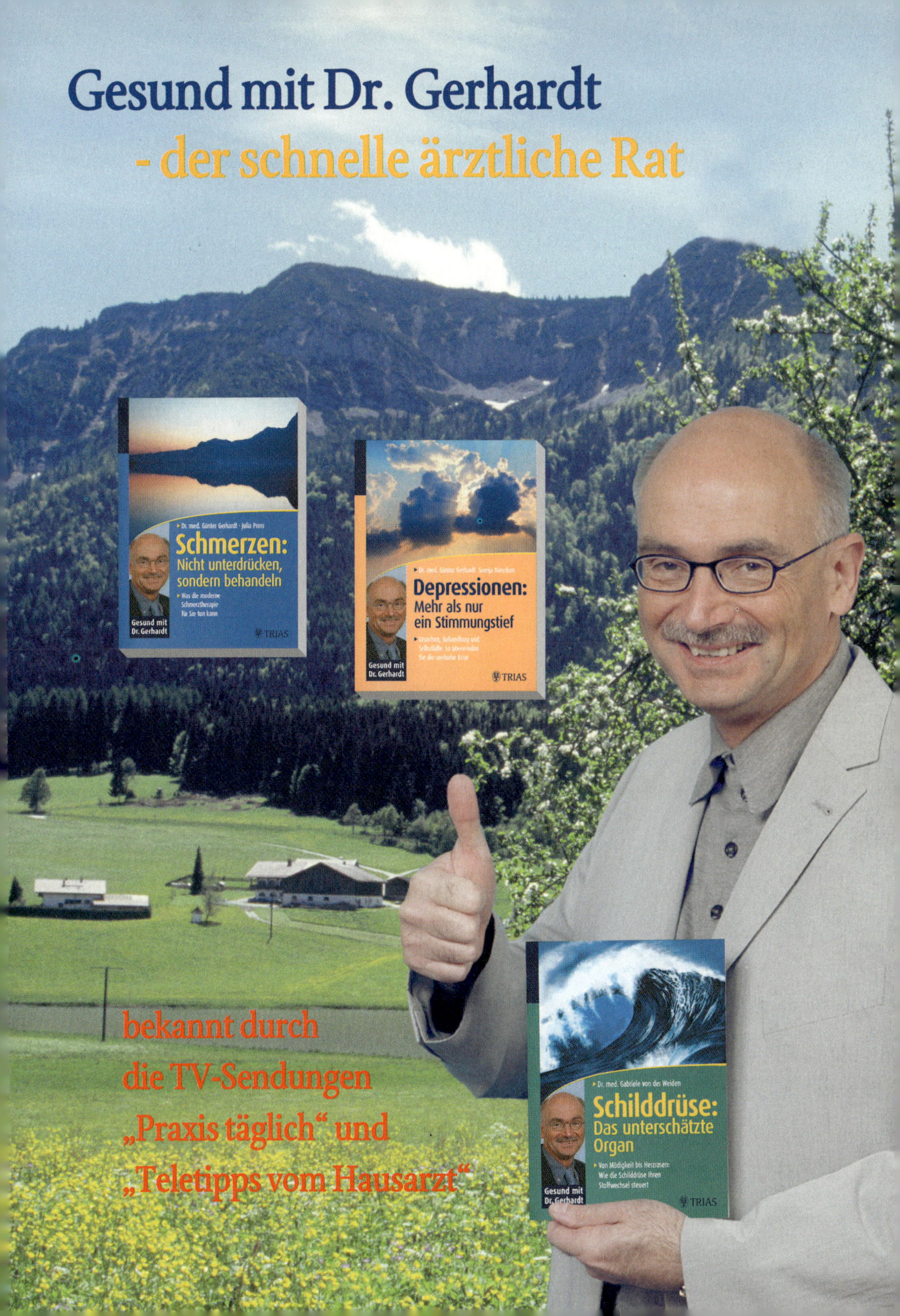
Gesund mit Dr. Gerhardt
- der schnelle ärztliche Rat
Dr. med. Günter Gerhardt · Julia Pross
Schmerzen: Nicht unterdrücken, sondern behandeln
Was die moderne Schmerztherapie für Sie tun kann
Gesund mit Dr. Gerhardt
TRIAS
Depressionen: Mehr als nur ein Stimmungstief
Gesund mit Dr. Gerhardt
TRIAS
bekannt durch
die TV-Sendungen
„Praxis täglich“ und
„Teletipps vom Hausarzt“
Dr. med. Gabriele von der Weiden
Schilddrüse: Das unterschätzte Organ
Von Müdigkeit bis Herzrasen: Wie die Schilddrüse Ihren Stoffwechsel steuert
Gesund mit Dr. Gerhardt
TRIAS

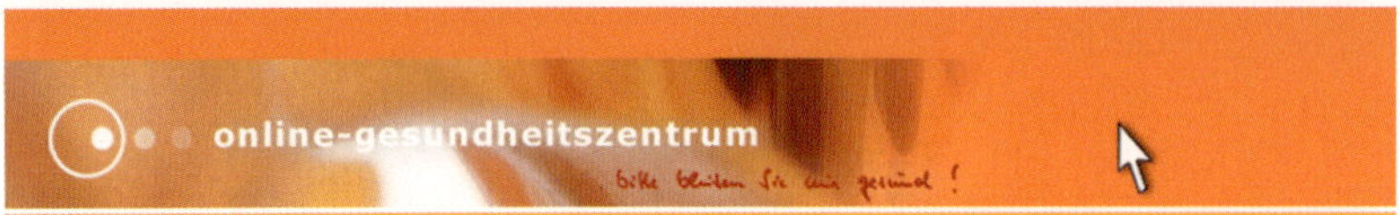

Spannende Informationen:

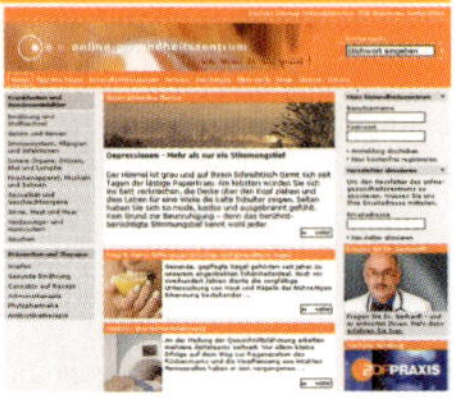

- Neues und Bekanntes aus der Gesundheitswelt
- Krankheiten von A bis Z
- umfassende und aktuelle Informationen zu einzelnen Gesundheitsthemen
- Therapiemöglichkeiten von der Schulmedizin bis zu komplementären Heilverfahren

Individueller Gesundheitsmanager:

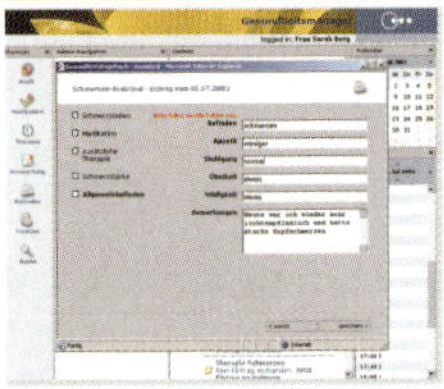

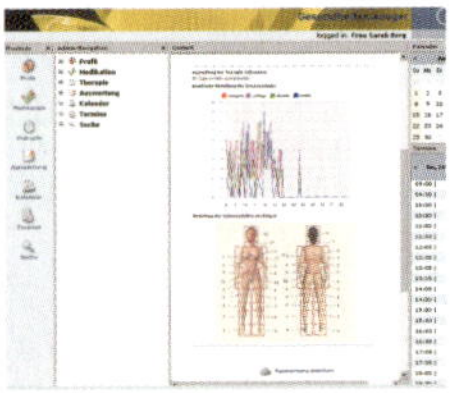

- Der Gesundheitsmanager besteht aus verschiedenen „Gesundheitstagebüchern“, die der Patient selbst auswählt und anlegt.
- Bis jetzt ist vorhanden je ein Tagebuch zu Diabetes, Kinderkopfschmerzen, Schlafstörungen und Schmerzen (Abb.)
- Die Daten können grafisch ausgedruckt oder direkt vom Arzt abgerufen werden.
- Ihr Vorteil: Lernen Sie Ihren Körper kennen und lernen Sie mit Veränderungen umzugehen.
- Vorteile für Ihren behandelnden Arzt: Er hat Zugriff auf Ihre Daten und kann die dadurch gewonnene Zeit für das persönliche Gespräch nutzen.

Kompetente Hilfe:

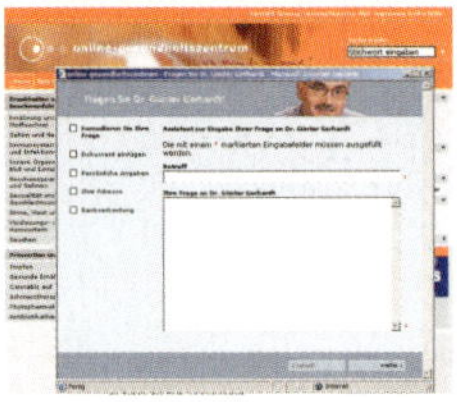

- Einfacher Erfahrungsaustausch zwischen allen Benutzern und unserer Medizinredaktion
- Thematisch spezialisierte Foren
- „Fragen Sie Dr. Günter Gerhardt!“ Sie bekommen Tipps zu Ihren Gesundheitsproblemen*

*kostenpflichtig

Erfahrungsaustausch:

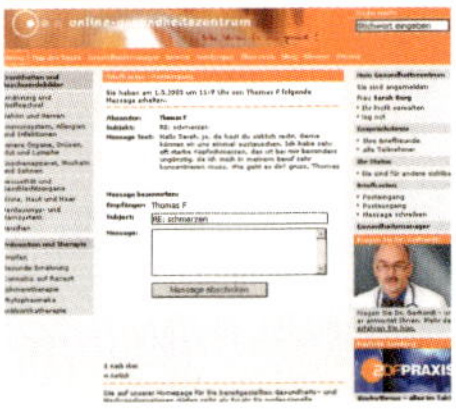

- Der Nutzer kann in einem virtuellen Gesprächskreis mit Gleichgesinnten kommunizieren
- Somit kann ein intensiver Erfahrungsaustausch erfolgen

Alles über Dr. Günter Gerhardt:

- Seine Arbeit, seine Sendungen, seine Veröffentlichungen und seine Vorträge.
- Weitere Informationen unter info@drgerhardt.de

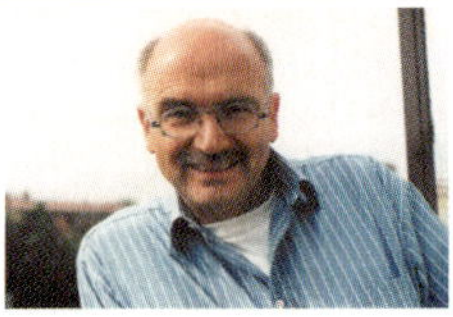